基礎としての精神病理学
ヤスパースから21世紀の新しい潮流まで

マルクス・イェーガー

木谷 知一 訳

星和書店

Konzepte der Psychopathologie

Von Karl Jaspers zu den Ansätzen des 21.Jahrhunderts

Markus Jäger

Translated from German

by

Tomokazu Kidani

German Edition Copyright © 2015 by W. Kohlhammer GmbH, Stuttgart

Japanese Edition Copyright © 2019 by Seiwa Shoten Publishers, Tokyo

Japanese translation rights arranged with W. Kohlhammer GmbH

through Japan UNI Agency, Inc., Tokyo

序　言

　精神病理学は，精神医学の極めて重要な基礎である。このことは臨床だけでなく研究に対しても言えることである。そして精神病理学は諸症状の単なる列挙にとどまるものでもない。むしろ精神病理学は基本となる方法論であって，その中には，絶えず変化しながら互いに対立するアプローチが含まれている。この意味から，以下の論述では精神病理学の重要な諸概念を導入していきたい。本書の目的は，読者が深く考え，批判的に振り返るよう促すことにある。

　『精神医学と精神療法の地平―カール・ヤスパース双書』シリーズである，この巻のきっかけは，ある小講義にさかのぼる。それは私がカール・ヤスパース講座客員教授として 2014 年夏学期にオルデンブルクで行ったものである。さらに，本書は私がこれまで様々な専門雑誌に発表した論文から構成され，要約したものでもある。論述の焦点はドイツ語圏の精神病理学にある。

　私は，まずウルム大学（ギュンツベルク）のトーマス・ベッカー教授とオルデンブルク大学のマチアス・ボルムート教授に謝意を表する。両教授のご尽力により 2014 年の夏学期にカール・ヤスパース講座客員教授として活動を許される機会を得た。その時，精神医学の本質的問題について議論したことが度々思い返される。特にベッカー教授には，私を鼓舞し，示唆や批判をくださった年来にわたる援助に感謝申し上げる。さらにウルム大学の同僚全てに感謝したい。中でもファビアン・ラング博士，カレル・フラシュ博士（私講師），ラインホルト・キリアン教授の名を挙げたい。しかし精神病理学的問題に取り組む私の関心は，すでにミュンヘン大学での博士論文の中で呼び起こされ，大学教授資格取得論文の作成を通してさらに強いものとなった。特にハンス＝ユルゲン・メラー教授，ロナルド・ボットレンダー博士（私講師），さらにアントン・シュトラウス博士によ

iv

る当時の支援に感謝申し上げる。また統合失調症性精神病の経過類型の同定に関する精神病理学的研究計画への支援を表明頂いたドイツ研究協会（DFG）にも謝意を表したい。最後にこの双書シリーズの共同編集者ならびにコールハマー出版のルプレヒト・ペンスゲン氏とウルリケ・デーリング女史に感謝したい。最終的にこの本を出版できたのは彼らのおかげである。

2015年10月ウルム大学（ギュンツベルグ）にて

マルクス・イェーガー

v

目　　次

序言　iii

第1章　導入と概念規定　1

第2章　カール・ヤスパースの精神病理学的方法論　5

2.1　精神病理学総論の成立　5

2.2　精神病理学の方法的基礎　7

精神病理学の対象　7／心身問題についての考察　8／精神病理学における先入見　9／理論的な整理ではなく，方法論的な整理を　10

2.3　客観的精神病理学の方法　12

客観的症状の把握　12／因果的説明　14

2.4　主観的精神病理学の方法　15

静的了解（現象学）　16／発生的了解　17

2.5　方法適用の例　20

妄想症状の分類　20／病的過程と発展の区別　22

2.6　疾病分類学と診断学についての考察　24

伝統的な疾患モデルに対する懐疑　24／精神病理学における類型概念の導入　25／診断図式の構想　26

2.7　社会的要因の重要性　28

2.8　精神病理学総論第4版における変更　29

了解の方法についての考察　30／理論的概念の検討　31／診断図式における変更　32／人間の本質への問い　33／疾患概念についての考察　33

2.9　カール・ヤスパースの精神病理学の継承　35

第3章　クルト・シュナイダーの臨床精神病理学　37

3.1　臨床精神病理学の成立　37

3.2　経験的二元論という概念　38

3.3　臨床精神病理学の体系　39

クルト・シュナイダーの疾患概念　40／内因性精神病における
身体病の要請　41

3.4　精神病質パーソナリティの類型学の構想　42

3.5　異常体験反応の概念　44

3.6　身体的基盤が明らかな精神病　46

3.7　統合失調症と循環病の鑑別類型学　47

特徴的症状の明確化　48／1級症状と2級症状　49

3.8　欲動と感情の精神病理学についての考察　51

3.9　ヤスパースの精神病理学との関係　54

主観的精神病理学と1級症状　54／身体病の要請と診断図式
55／類型概念の適用　55

3.10　シュナイダーの精神病理学の継承　56

第4章　精神病理学のチュービンゲン学派　58

4.1　ロベルト・ガウプのパラノイア学説　58

4.2　エルンスト・クレッチマーの敏感関係妄想の概念　60

性格類型と特有な反応形態　61／反応性の妄想形成と敏感関係
妄想　64／多次元評価の意義　66

4.3　ハイデルベルク精神病理学とチュービンゲン精神病理学
の違い　67

4.4　チュービンゲン学派の継承　67

第5章　ウェルニッケ–クライスト–レオンハルト学派　69

5.1　カール・ウェルニッケの精神病理学的構想　69

精神的反射弓モデル　70／精神病理学的症状の分類への適用　73

目次　vii

5.2　カール・クライストの脳病理学　75

5.3　カール・レオンハルトの精神病理学的構想　76
レオンハルトにおける心理学的基本前提　78／内因性精神病の
分類　80／先鋭的パーソナリティ　86

5.4　ウェルニッケ−クライスト−レオンハルト学派とハイデ
ルベルク精神病理学の比較　88
レオンハルトにおける了解精神病理学の意義　89／レオンハル
トにおける類型概念の適応　90

5.5　ウェルニッケ−クライスト−レオンハルト学派の継承　90

第6章　クラウス・コンラートのゲシュタルト心理学的方法　92

6.1　連合心理学に対する批判　92

6.2　妄想を例としたゲシュタルト分析　94
トレマ，アポフェニー，アポカリプス　94／固定化と残遺状態
98／統合失調症性精神病の経過類型　99

6.3　精神医学の疾病分類学と診断学についての推論　101

6.4　自然科学的方法の優位　102

第7章　シュナイダーとコンラートの後継の精神病理学　104

7.1　ヴェルナー・ヤンツァーリックの構造力動論　104
構造力動論の基礎　104／構造力動論と神経生物学的方法　107
／司法精神医学における構造力動論の意義　108

7.2　ゲルト・フーバーの精神病理学的方法　110
身体基質に近縁の基底障害という概念　111／統合失調症性精
神病の経過類型学　114／早期発見プログラムの枠組みにおけ
る基底障害概念の継承　115

第8章　論理経験主義の影響を受けた精神病理学　117

8.1　精神医学と論理経験主義　117
論理経験主義の哲学的基礎　117／カール・グスタフ・ヘンペ

viii

ルによる精神医学への論理経験主義の導入 119／精神医学の
方法論における基本問題の検討 120

8.2 精神科診断における信頼性の問題 122

8.3 標準化された検査測定法の発展 124

AMDP システムによる症状評価 125／陽性・陰性症状評価尺
度（PANSS）による症状評価 128／ハミルトンうつ病評価尺
度（HAMD）による症状評価 130／定量的な精神病理学デー
タを用いた研究 131

8.4 診断の操作化への追求 132

慣例としての診断 132／PSE/CATEGO システム 133／新
クレペリン主義と診断基準の発展 134／DSM-Ⅲにおける操
作的診断 135／DSM-5 と ICD-10 への発展 136

8.5 評価尺度や操作的診断についての批判的考察 137

第9章　神経生物学の時代の精神病理学　140

9.1 脳の10年 140

9.2 エミール・クレペリンの意味での妥当化パラダイム 141

9.3 妥当化パラダイムとの決別 142

9.4 神経生物学的方法と精神病理学的方法の連係 144

精神病理学と神経ネットワークモデル 144／機能的精神病理
学という方法 146／生物学的精神病理学の構想 147／精神
病理学は代役なのか？ 148

9.5 反動としての現象学的・生態学的構想 150

新しい現象学という哲学的潮流の影響 150／身体や空間につ
いての精神病理学的考察 152／現象学的・生態学的方法の更
なる発展 155

第10章　精神病理学の将来の展望　156

10.1 精神病理学における重要概念の振り返り 156

10.2 基礎学問としての精神病理学 158

10.3　人間学的視点の意義　159

10.4　量的研究と質的研究の連係　160

10.5　神経生物学的視点と精神病理学的視点の連係　161

10.6　精神病理学的な経過研究の可能性　162

10.7　将来の精神病理学の展望　163

訳注　165

本書で引用した邦訳文献　169

訳者あとがき　170

文献　172

索引　178

第1章

導入と概念規定

　病的に変化した，または異常な体験様式や行動様式の学説としての精神病理学は精神医学の重要な基礎である。しかしながら20世紀末以降，精神病理学は次第に重要性を失っているようである。すでに数十年前に精神病理学の危機が話題となった（Janzarik 1976）。この傾向は，精神医学の症状評価や診断における著しい標準化や，神経生物学の研究法の進歩と関連があるのは間違いないであろう。ところが近年，精神病理学的問題への関心は再び高まりを見せている（Andreasen 2007, Stanghellini and Broome 2004）。特にカール・ヤスパースの『精神病理学総論』百周年記念の際には多数の寄稿論文があり，この画期的であった著作について考察を行った（Häfner 2013, Jäger et al. 2015, Wiggins und Schwartz 2013）。

　これまで繰り返し，精神病理学という概念の定義が試みられた。例えば，ヴェルナー・ヤンツァーリックは精神病理学とは次のようなものであると述べる。

> 「精神医学の専門知識を頼みとして身体所見では十分に定義できない体験や行動の特殊性を把握することを目指し，普遍的な言明や結論に向かって前進する努力の全体である」（Janzarik 1982, 1）。

それに対し，以下の定義の試みはクリスティン・シャルフェッターによるものである。「精神病理学の対象領域は，意識が覚醒状態にある人間の，

2

機能不全へと通じる大抵は苦悩に満ちた体験様式や行動様式である」
(Scharfetter 2010)。これらの意味で，精神病理学を基礎学問そして方法
論とみなすことができる。例えば，ヘニング・ザスは，精神病理学とはす
なわち精神病理学的症状の総称のことである，と誤解しないよう警告して
いる（Saß 1994）。つまり，こうした見方に限定されると，症状評価の枠
組みで生じるような方法論的問題が考慮されなくなるように思われる。そ
の結果，出現する現象に意味を与える多様な概念や見方に目を向けること
ができなくなる。事実，米国の精神医学者であるナンシー・アンドレアセ
ンは，重要な精神病理学者の学説について十分な検討を行わずに様々な診
断マニュアルの基準を暗記する現状を憂慮していた（Andreasen 2007）。

　そのような精神病理学の本質的概念についての議論が，以下の論述の対
象である。本書では，重要な精神病理学的方法に関するテキストの読解を
導入していきたい。ここで提起する中心的な主題は，前提があることによ
って初めて精神病理学的症状の把握が可能となる，ということである。異
なる精神病理学概念ではそれぞれ，特定の現象領域の選択が行われてお
り，結果として重点の置き方に違いが現れる。特に，精神病理学領域にお
ける〔DSMを例とする〕経験主義的な調査・研究は全て，根底に理論的
前提が存在しているが，このことは十分に主題化，検討されないことが多
い。

　このような意味から，精神病理学の基礎となる諸概念の選択について記
述し，概念の相互の関係を考慮しながら解説していきたい。さらに，実際
的な精神医学にとって多様なアプローチが重要であることも最後に触れた
い。個々の章において以下の観点を取り上げる。

● 2章ではヤスパースの1913年に出版された著書，『精神病理学総論』の
　中で構想された精神病理学上の方法論を取り扱う。ここでは特に，ヤス
　パースが導入した，説明と了解に区別される方法的二元論を示す。これ
　は妄想の例でも同様に，病的過程と発展の区別によって明らかにされ
　る。続いて診断学上の問題や疾病分類学上の問題に対するヤスパースの

考察を取り上げる。最後に 1946 年に出版された第 4 版の枠組みでみられた大幅な変化について述べる。

- 3 章ではシュナイダーによる『臨床精神病理学』を検討する。シュナイダーはヤスパースの方法論を日常臨床に役立たせるよう尽力した。シュナイダーの概念は特にパーソナリティの類型学，異常体験反応の概念，循環病と統合失調症の鑑別類型学の概念の例によって具体的に説明される。これに関連し，シュナイダーとヤスパースの一致点のみならず，対立点についても指摘する。

- ヤスパースとシュナイダーの意味でのいわゆる「ハイデルベルク精神病理学」を述べた後，次章では対立する重要な構想を示す。つまり 4 章では，まずガウプやクレッチマーの「チュービンゲン精神病理学」を取り上げる。とりわけ妄想問題に対する貢献について記述する。この章の中心は，敏感関係妄想の概念や多次元診断の要請である。

- 5 章においてウェルニッケ - クライスト - レオンハルト学派の精神病理学概念を記述する。早逝したウェルニッケは当時ヤスパースによって厳しく批判された。ウェルニッケの精神病理学については，精神的反射弓モデルが論述の中心である。続いて，神経系の障害のモデルがクライストやレオンハルトに，どのように継承されたかを示す。レオンハルトに関しては，特に内因性精神病の分類を取り上げる。

- ウェルニッケ - クライスト - レオンハルト学派と際立った対照をなすのは，コンラートのゲシュタルト心理学的な概念であり，それらを 6 章で扱う。中心はコンラートの著作である『分裂病のはじまり - 妄想のゲシュタルト分析の試み』の検討と同書で述べられる，ヤスパースの意味での精神病理学の要素主義的な方法に対する批判である。

- 7 章ではシュナイダーとコンラートの後継の精神病理学を取り扱う。ヤンツァーリックによる構造力動論的概念について述べた後，フーバーの精神病理学の研究方法を取り上げる。ここでは，基質近縁の基底障害という概念が中心的な役割を占める。

- 8 章では論理経験主義の影響を受けた精神病理学を扱う。この章では始

4

めに哲学的な基礎と精神病理学との関連を記す。次に，実際的な精神医学での標準化された症状評価や操作化された診断についての論述が続く。最後にこれらの方法を批判的に検討する。

● 9章は神経生物学の時代における精神病理学的概念を取り上げる。この章では機能的精神病理学について考えうる様々な方法に重点が置かれている。対抗する考え方として，現象学的・生態学的精神病理学という概念を紹介する。

● これまでの論述を背景として，最後に10章において精神病理学の将来の展望を検討する。また，精神病理学的経過研究の可能性についても取り上げる。

　記述された概念の選択が主観的で，私自身の好みを反映していることは確かである。さらに本書はドイツ語圏の読者に向けて書かれており，焦点はドイツ語圏の精神病理学にある。これらの制約があるとはいえ，一部対立するアプローチを伴いながら，可能な限り包括的な像を示すことを試みている。その際，読者は多様な概念を十分に検討し，最後には自らの判断を行うことが求められる。

　また，以下の記述に引用した原著論文にあたることや紹介した本のいくつかを読むきっかけとなることも意図している。これらは，我々の生活世界や労働世界が益々デジタル化し，それに関連して病院情報システムや電子カルテにみられるように断片的な情報が氾濫する現状からみれば，もしかすると時代遅れに思われるかもしれない。しかしながら精神病理学は，精神現象を的確に言語で表現する能力に全くもって依存している。この言語能力を培うには，時として長文のテキストに取り組み，精読することが不可欠である。特に，精神病理学の文献中に通常数多く記載される症例報告でも同様のことが必要となる。

第2章

カール・ヤスパースの精神病理学的方法論

2.1　精神病理学総論の成立

　カール・ヤスパースは1883年にオルデンブルクで出生した。大学で医学を学んだ後，1908年から1915年まで，フランツ・ニッスル（1860-1919）率いるハイデルベルク大学病院の精神医学講座で無給助手として勤務した。ここでは，例えばカール・ウィルマンス（1873-1945），ハンス・ヴァルター・グルーレ（1880-1958），ウイリー・マイヤー＝グロス（1889-1961）といった精神医学分野の同僚と親密な交流があった。また，当時グルーレの仲介で，経済学者，社会学者，哲学者であるマックス・ウェーバー（1864-1920）と知り合い，定期的に開かれていた議論のための私的サークルに参加していた。ヤスパースは1916年ハイデルベルクで哲学員外教授となり精神医学講座を去った。1922年にはついにハイデルベルク大学の哲学の正教授となった。1937年から1945年まで教職活動は妨げられた。それは彼の妻がユダヤ人であったため，予定より早期の退職を余儀無くされたからであった。1948年に彼はドイツを去り，バーゼル大学の招聘に応じた。その地で1969年死去した。

　ハイデルベルク大学病院での無給助手の時代であった1913年に，その後の指針となる著作，『精神病理学総論』が出版された（Jaspers 1913）。同書は後にヴィルヘルム・ヴィンデルバント（1848-1915）教授時代の哲学部に，教授資格論文として提出したものであった。この著作はシュプリ

ンガー出版や当時ハイデルベルク大学病院の上級医であったカール・ウィルマンスの勧めにより生まれた。『精神病理学総論』は，以前に出版されたモノグラフである「嫉妬妄想 パーソナリティの発展か病的過程かという問題への一寄与」(Jaspers 1963a)，「精神医学における現象学的研究方向」(Jaspers 1963b)，「早発性痴呆の場合の運命と精神病の間の因果関連および了解関連」(Jaspers 1963c) をもとに構築されている (訳注1)。

　ごく一部が変更され，1920年に『精神病理学総論』の第2版が出版された。さらに1923年に出版された第3版も，わずかな増補と改訂が行われただけであった (Jaspers 1923)。それに対し1946年の第4版では大きく改訂され，哲学的考察のために大幅に増補された (Jaspers 1946)。この時点でヤスパースはすでに30年精神科臨床に従事していなかった。以降，1946年の版から改訂のないまま出版された。

　以下の論述の焦点は，まず『精神病理学総論』の第1版にある。当時の精神医学に絶えず影響を与えた，この338頁からなる著作は，とりわけ実地臨床との密接な関係において際立っていた。よって，例えばクルト・シュナイダー (1887-1967) は後にハイデルベルク大学教授として，助手たちに特にこの初版を読むことを勧めた (Janzarik 1974)。さらに本書は，第4版についても取り上げる。この748頁にまで増補された著作では，とりわけ広い範囲に及ぶ理論的で哲学的な考察が顕著である。この版で，ヤスパースは特に実存哲学的な見解に言及している。

　〔以下，Jaspers 1913の邦訳である，西丸四方訳『精神病理学原論』みすず書房を文献1，Jaspers 1946の邦訳である，内村祐之・西丸四方・島崎敏樹・岡田敬蔵訳『精神病理学総論』岩波書店を文献2とし，山岸洋訳（第4版の第6部の訳）『新・精神病理学総論』学樹書院を文献3とした。〕

2.2 精神病理学の方法的基礎

精神病理学の対象

ヤスパースは『精神病理学総論』において，この分野の対象の範囲を定め，定義を試みることから始めている。ここで，彼は精神科臨床と精神病理学をはっきりと区別する。臨床家として精神科医は常に一人一人の患者を頭に思い浮かべるが，精神病理学は普遍的な概念，関連性，法則性を追求する。ヤスパースにとって精神病理学は，臨床における知見の有用性で判断される精神医学の単なる補助手段ではなく，独自の，独立した学問である。そのようなものとして，精神病理学は「伝えることができる，体系的な，概念としての考え方」を必要としている（Jaspers 1913. 文献 1，14頁）。この点で学問としての精神病理学は，ただの名人芸や技と区別される。

ヤスパースにとって，精神病理学の対象は意識された精神的な出来事である。つまり「人間が何を，どのように体験するか」を把握し記述することである。そして精神病理学者は「実際の精神的なものがどの範囲まであるかを学び知る」ことが求められる（同 15頁）。また主観的な体験だけではなく，その体験が客観的にどのように現れるのかも理解する必要がある。次に，精神病理学は主観的体験様式や客観的現象の純粋な記述を超えるべきである。つまり，人間の体験の条件や原因を探究することやそこにある関係性を検討することも精神病理学の役割として彼は捉えている。要約すると精神病理学の対象は「実際の精神的な出来事と，その条件と，原因と結果」である（同 17頁）。

ヤスパースによれば精神病理学と心理学を明確に区別することはできない。彼は，病理学と生理学の場合と同様，両分野を密接に関係づける。なぜなら，これらは同じ概念で機能することが多いからである。特に彼の考えでは，病的な体験様式についての厳密な定義がないため，両者の間にはっきりとした境界を引くことは不可能である。すなわち，これは絶えず価

値と関連する問題であるという。

心身問題についての考察

　対象の境界設定を試みた後，ヤスパースは精神病理学の認識論的な基礎について取り組んでいる。始めに心身問題〔心的現象と身体現象はどのような関係にあるかという問題〕を検討する。ここで彼は，身体と精神は「どのような細かい出来事に至るまでも分けることができない一体」を形成している，と述べる（同17頁）。一体ではあるが，精神的な出来事と身体的な出来事は別々の方法によってしか調査できず，両者の間には絶えず越えられない溝が残されている。

> 「これはあたかも未知の大陸を二つの側から探検するのに，その間に入りこめない広い土地がいつまでも残っているので両探検者が出会えないのと同様のことである。われわれは精神的なものと身体的なものとの間の因果の鎖の両端の輪しか知らない。われわれはこの両端から進んでいくのである」（同17頁以下）。

結局，ヤスパースは認識論的二元論の立場をとることになる。そして彼は，もっぱら身体的研究法のみに頼る精神医学の限界を繰り返し指摘している。例えば妄想，幻覚，情動のような現象の多くでは，直接対応する身体的な事象はこれまで発見されなかった。したがって精神病理学はそれらの現象を研究するにあたり，神経学の方法から自由になり，自身の道を進む必要があるという。すなわちヤスパースは精神病理学に，方法論として神経学から一線を画するように要請する。

> 「それからまたこの本は，『精神病は脳病である』というドグマに従って精神病理学の概念の作り方や，検査の仕方や，見方を神経学から借りて来るということもしない」（同18頁）。

しかしヤスパースにとって，神経学と精神医学の密接な関係を疑問視することや精神科医による脳研究を批判することが重要なのではない。彼の意図はむしろこれらの方法の限界を示し，精神病理学の独立した方法意識を

求めていくことにある。

精神病理学における先入見

　ヤスパースは，精神病理学を学問分野として確立する試みにおいて，単一の理論に頼ることはできないことをやむを得ず認めている。「自然科学は適応範囲の広い，基礎のしっかりした理論をもとにしており，これは諸事実を理解するための統一的な基礎を与える。原子論とか細胞学などがこれである。心理学や精神病理学にはこのような広く正しく通用するような理論がない。」（同20頁）。個人的に構築した理論やモデル概念としての理論をヤスパースは非常に有益であると考えている。しかし理論が精神病理学者の認識範囲を狭める可能性があることにも警鐘を鳴らしている。一つの理論だけに従うことは，現象の把握の際に取捨選択が行われることにより，患者が示す症候の一部を見逃す恐れがある。理論が全体論（ホーリズム）的であることを求める場合には特に，ヤスパースはその理論への反論者となる。これは，人間の精神生活は全体として把握することができないとする彼の信念に由来する。したがって精神病理学を一つの見方で研究することは彼には考えられないことであった。そうすることで以下の先入見につながる可能性がある。

● 身体的先入見は，全ての精神的な出来事には身体的に対応する出来事が同定されるという理解に基づいている。例として，テオドア・マイネルト（1833-1892）やカール・ウェルニッケ（1848-1905）の研究が挙げられるが，それらをヤスパースは脳神話と呼んでいる（訳注3）。しかしながらヤスパースは，後にウェルニッケによる精神病理学的記述を賞賛したことも忘れるべきではない。そして精神病理学者は，ウェルニッケを真剣に研究することを避けられないという。

● それに対し，哲学的先入見は，経験により十分基礎づけられていない思弁の上に成り立っており，しばしば「道徳的，神学的価値づけ」と結びつく（同23頁）。ここでは特に，〔学問的〕認識と価値判断とを十分に

10

区別していないという問題がある。

●最後にヤスパースにより，<u>いろいろの見地の絶対化</u>から生じた一連の先入見が述べられる。例として，<u>形の先入見</u>〔精神的なものを形あるものとみなすことによる先入見〕あるいは<u>診断的先入見</u>〔疾患単位を絶対視して現象を捉えることによる先入見〕がある。

理論的な整理ではなく，方法論的な整理を

ヤスパースは，例えば先入見の中で表現される，理論による一面的な考えではなく，精神病理学の方法論的な整理を要求する。

「一つの理論でわれわれの取扱うものをすべて割切ってしまって知識を整理するようなことをせず，われわれの種々の見地や方法の整理のために見渡しができるだけで満足しなければならない。すなわち理論的な整理でなくて方法論的な整理だけができるのである」（同21頁）。

『精神病理学総論』はそのように方法論を秩序づける一つの試みとしてみることができる。

●緒言に続き，ヤスパースは精神病理学の<u>諸要素</u>を記述するが，それは病的な精神生活の主観的現象（現象学）と，精神生活の客観的症状および作業の2つに分けられる。

●次に，精神生活の〔諸要素の〕<u>関連</u>を示している。その際，了解的関連と因果的関連が区別される。

●最後に<u>全体</u>を提示しようとする。ここでは，知能とパーソナリティ，病像の組立て，異常精神生活の社会学的関係が扱われる。補遺として，ヤスパースは患者の検査，治療や予後，精神医学の歴史を簡潔に取り上げている。

ヤスパースにとって病的な精神生活は，複数の異なる方法を用いてはじめて把握が可能となる。彼は，どのような認識方法を使用するかによって<u>客</u>

観的精神病理学と主観的精神病理学に分類した。前者は感覚的に知覚することを用い，後者は精神的なものを心の中に描き出すことを用いる。ヤスパースは，この分類が常に明瞭ではないことを認めざるをえなかったが，方法論の重要な分類原理とする。彼は更に方法論を分類し，横断面で諸要素を把握することと，縦断面で関連を提示することの区別を行っている。すなわち最終的に4つの方法に分類している（▶表2.1）。

表2.1　精神病理学の方法の分類（イェーガーらによる改変，Jäger et al. 2007）

	客観的方法 （認識源：感覚的に知覚すること）	主観的方法 （認識源：精神的なものを心の中に描き出すこと）
横断面の観察 （諸要素の把握）	純粋な感覚的知覚	静的了解 （現象学）
縦断面の観察 （関連の提示）	因果的説明	発生的了解

　感覚的知覚によって，例えば反射，運動性の興奮，言語表現など客観的な横断面の所見を捉えることができる。感覚的知覚に，主観的方法の横断面の水準で対応するのはヤスパースが現象学とも呼ぶ静的了解である。同様の区別が縦断面の観察でもみられる。いくつかの感覚的知覚が連続し相次いで起こる場合は因果的に説明できる。それに対し，精神的なものから精神的なものが次々と生ずる場合は発生的了解の方法を用いて把握できる。つまり横断面において純粋な感覚的知覚に静的了解が対応するように，縦断面では因果的説明に発生的了解が対応する。ヤスパースにとって，原則的にこれらの方法の重要性に差はない。しかし，異なる方法によるアプローチを無批判に混同するのではなく，その時々の限界を考慮することが彼には重要となる。

2.3 客観的精神病理学の方法

客観的精神病理学は，認識源として感覚的知覚に基づいている。その方法論は自然科学を模範としている。したがって神経生理学とも密接な関連がある。大きく横断面の観察と縦断面の観察に区別される（▶表2.2）。前者が個々の症状の把握を求めるのに対し，後者は関連の因果的説明を目標とする。

表2.2 客観的精神病理学の概観

横断面の観察	縦断面の観察
作業心理学	諸現象の原因
● 知覚の障害	
● 理解と見当識	外因性原因の作用
● 連合機構	● 脳の病的過程
● 記憶の障害	● 中毒
● 運動現象	● 疲労と困憊
● 言語障害	● 身体疾患
● 作業能力	● 時刻，季節，天候，気候
	● 「精神的」原因
症状的心理学（精神的な出来事の身体的随伴現象と続発現象）	
	内因性原因の作用
	● 素質
表現心理学	● 遺伝
身振り，相貌，筆跡	● 年齢
理性的内容	● 男性と女性
文学的作品	● 民族
絵画，芸術，手芸品	
行動，行為	経過の諸型
生活態度	● 発作，病相，周期
	● 病的過程
	● パーソナリティの発展

客観的症状の把握

ヤスパースが客観的症状や精神生活の作業という場合，感覚的知覚によ

って直接把握できる現象全てを指している。個々の例において，そのような客観的な事象を通して，はじめて他者の精神生活に接近できることが多いとする。客観的精神病理学は精神的反射弓モデル（本書70頁も参照），すなわち「有機組織体の概念」に従っており，「有機体に刺激が与えられ，それに対して有機体は内部で消化加工して，それから運動や他の客観的に知覚可能な現象の形で反応を起こす」（文献1，123頁）。この反射弓は感覚器からの感覚性伝導，中枢での加工，効果器への運動性伝導に分類される。こうして客観的症状が整理される。さらに，より方法論的な視点から別の分類が生ずる。

● 作業心理学（Leistungspsychologie）において，外部に現れる精神生活の客観的現象は，作業機能として評価される。その機能は，第一には，自然に外部から刺激が加わることによって観察される。第二には，ある課題を通して調べることができ，実験精神病理学ともいう。精神的な作業機能の分類は精神的反射弓のモデルを基に行われる（知覚，理解と見当識，連合機構，記憶，運動現象，言語障害，作業能力）。

● 症状が精神的な出来事の単なる随伴現象や続発現象として把握される時，症状的心理学という。ここでは，意志もなく，意識された目的もなく出現する身体的変化が問題となる。例えば，ある情動が生じた場合に，呼吸や心拍数や血圧の変化が現れる。そして，そのような身体的随伴現象から，基礎となる精神的出来事を逆に推論できる。異常な身体的現象は，ヤスパースによって3つの群に分類される。すなわち，自動的な身体的随伴現象（例えば，感情障害における食欲や消化の障害），固定された反応，ヒステリー症状である。

● 最後に，表現心理学では，客観的な現象を精神的な出来事の表現として評価する。ヤスパースによれば，「身体的な現象とそれに表現される精神的なものとの間の関係を了解する場合」，その身体的現象は常に精神的なものの表現といえる（同166頁）。表現心理学は例えば身振り，筆跡，絵画などを取り扱う。感覚的知覚により把握されるため客観的精神

病理学に属する現象であるが，了解の方法を用いた主観的精神病理学との移行がある。そのため表現心理学は，『精神病理学総論』の第3版において，もはや客観的精神病理学の一部としてではなく独立した章の中で取り扱われている（Jaspers 1923）。

因果的説明

客観的精神病理学では，感覚的知覚を用い精神生活の諸要素を把握する。次の段階として，ヤスパースは，その要素間の関連を得ることが可能となる方法を示そうとした。ここで因果的説明の方法が特別な役割をもつ。因果的説明を用いることで2つの要素が互いに関連づけられる。一つの要素は原因，もう一つの要素はその働いた結果とみなされる。ヤスパースにとり，因果的説明という認識論的方法は，2つの要素が同時にあるいは相前後し原因と結果として規則的にあらわれるという経験である。ここでは自然科学の方法を範例としていることが明らかである。因果的説明は，あらかじめ一つ一つの要素を明確にすることではじめて可能となる。

因果的説明を進めていくと，意識外の機構という理論上の概念に到達する。特に，ここで重要なのは，あらゆる因果関連，すなわち精神的なものの意識外の基礎全体は，脳または大脳皮質に存在が想定される身体的な事象を基盤とする，との概念である。しかしながらヤスパースは，この事象を具体的に研究するには，まだまだ程遠い現状にあると信じて疑わない。ここで，心身問題についての彼の見解が表明される。つまりヤスパースは「精神病は脳病である」という命題についての議論は無意味であると考え，そのような命題は「哲学的な教養のないことと方法論的な批判のないことの徴」とした（文献1，236頁）。因果的説明の方法の中で，様々な形式が区別される。ここでは外因性原因と内因性原因の作用が重要となる。

- 外因性原因の作用の例として，脳の病的過程，中毒，疲労と困憊，身体疾患，時刻，季節，天候，気候，「精神的な」原因が挙げられている。
- 内因性原因の例として，素質，遺伝，年齢，男性と女性，民族がある。

さらには精神的異常現象の経過類型についての一節がある。ヤスパースは3つの類型に区別した（発作・病相・周期，病的過程，パーソナリティの発展）。病的過程とパーソナリティの発展との区別には了解精神病理学の方法が極めて重要な役割を果たす。

2.4　主観的精神病理学の方法

　ヤスパースは，自然科学を手本とした客観的精神病理学に，主観的精神病理学を対置する。この方法論の特徴として，決定的な認識源は感覚的に知覚することではなく，精神的なものを心の中に描き出すことにある。すなわち主観的精神病理学では，他者の精神生活に感情移入し，共に体験することが重要となる。

　客観的精神病理学の領域と同様に，諸要素を取り出す横断面の観察とその関連を記述する縦断面の観察に分類される（▶表2.3）。ヤスパースは，前者を静的了解または現象学と呼び，後者を発生的了解と呼んでいる。

表2.3　主観的精神病理学の概観

横断面の観察（現象学）	縦断面の観察
異常な精神生活の諸要素	了解的関連
● 対象意識	
● パーソナリティ意識（自我意識）	異常機構の際の了解的関連
● 感情と気分	● 病的反応
● 欲動と意志	● 暗示
	● 以前の体験が後に及ぼす影響
精神生活の一般的性質と経過様式	● 精神的関連の分離
● 注意	
● 意識状態	病気に対する患者の態度
● 精神生活の経過の障害	
● 精神生活の分化度	
● 感情移入可能及び不能の精神生活	

静的了解（現象学）

ヤスパースにとって静的了解または現象学の役割は，「患者が実際に体験する精神的状態をはっきりとわれわれの心の中に描き出し，それに似たいろいろの関係とか情況に基いて観察し，できるだけはっきりと区別をつけて，しっかりと定まった術語をつける」ことである（文献1，41頁）。よって静的了解とは，現時点の他者の主観的な体験を追体験し，明確な概念で捉えることである。これらの精神的な出来事は直接，知覚できないことがほとんどである。

> 「〔そのため〕行えることは心の中に描き出すことであり，感情移入することであり，直観することであり，了解することであって，精神的なものを取り扱うには，ケース，ケースにより，精神的な状態のいくつかの外的なしるしを並べたり，それが現れる諸条件を並べたり，感覚的にわかる比喩や象徴を用いたり，一種の暗示的な現し方をしたりするのである」（同41頁）。

静的了解の方法は，特に対話や文章表現の形で得られる患者の自己描写に基づいている。静的了解では異常な精神生活の一つ一つの要素を特徴づけることが目的となる。ここでヤスパースが出発点とするのは，主体（パーソナリティ）が客体（対象）に相対していることである。それに伴い，まず対象意識とパーソナリティ意識〔第2版からは自我意識〕に区別される。引き続いて，感情や気分ならびに欲動や意志が取り扱われる。ヤスパースは対象意識を最も詳しく取り上げており，ここで，それぞれ異なる方法で障害される4つの現存在の様式に分類する（▶表2.4）。

特にヤスパースが力を注いでいるのが，知覚と表象の現象学的な区別である（▶表2.5）。この区別は，例えば，幻覚（知覚の障害）と偽幻覚（表象の障害）を分類する際に極めて重要な意味を持つ。後者は，例えば内部の声という形で出現する。異常な精神生活の諸要素に関する記述に続いて，ヤスパースは精神生活の一般的性質や経過様式を取り上げている。ここでは，注意，意識状態，精神生活の経過の障害，精神生活の分化度，感

第2章　カール・ヤスパースの精神病理学的方法論　17

表2.4　対象意識の障害

現存在の様式	解　説	障害の例
知　覚	対象を感覚的に実体として〔客体がそこにあるという性質で〕心の中に描き出すこと	知覚の異常：感覚の強度の変化，感覚の性質の変化，異常な共感覚，空間の見え方の変化，時間感覚の変化，既視と未視，知覚界の疎外，知覚界を新しいものととる経験，他者への共感不能　妄覚（幻覚（様々な感覚領域における），錯覚（不注意錯覚，情動錯覚，パレイドリア）
表　象	対象を心像として〔実体は今ないものとして〕心の中に描き出すこと	偽幻覚　妄迫想
意識性	対象を非具象的に〔感覚的な基礎もなく，心像もなしに〕心の中に描き出すこと	実体的意識性の現象
判　断	諸々の対象の関係，事態，正否がはっきり現れる精神的現象	妄想　強迫観念

<u>情移入可能及び不能の精神生活</u>を扱っている。

発生的了解

　静的了解もしくは現象学は，<u>心の中に描き出すこと</u>によって主観的精神生活の個々の要素を明確にしようとする。また因果的説明と同様に，主観的精神病理学の領域でも関連を把握する方法がある。それはヤスパースにより<u>発生的了解</u>と呼ばれる。静的了解が横断面の所見と関係するのに対し，発生的了解は縦断面における関連の把握を取り扱う。「精神的なものの中へ入ってみると，精神的なものから精神的なものが出てくることがわれわれに発生的に了解される」（文献1，179頁）。

　こうしてヤスパースは，因果的説明という自然科学的な方法から，明瞭に区別される方法を導入する。

表 2.5　知覚と表象の現象学的な区別

知　覚	表　象
実体的な性格	心像的な性格
外界の客観的空間での現象	内部の主観的空間での現象
はっきりした輪郭，完全性，細かい所まではっきりしていることにより特徴づけられる	はっきりしない輪郭，不完全性，断片的にのみ細かいことで特徴づけられる
感覚的な新鮮さを伴った感覚要素をもつ	大部分の要素において，感覚的新鮮さに欠ける
像の恒常性	像が分裂し，溶けだし，像が常に新しく補われる必要がある
意志に左右されない	意志に左右される

　「自然科学では因果関連しか見つけられないが，心理学ではこれとまったく別の種類の関連をつかまなくては満足しない。精神的なものは精神的なものからわれわれに了解しうるように『出てくる』のである。攻撃された人は怒って防御行動をし，だまされたものは邪推深くなる。このように精神的なものから精神的なものが出てくることをわれわれは発生的に了解する」（同 180 頁）。

因果的説明によって外からの因果性が把握されるのに対し，発生的了解では内からの因果性が重要である。発生的了解の方法の歴史的起源に関して，はっきりと哲学者フリードリッヒ・ニーチェ（1844-1900）の名を挙げている。これに関連し，ニーチェは，ヤスパースによって「最も偉大な了解心理学者」と称されている（同 195 頁）。

　因果的説明は客観的な現象にも主観的な現象にも適用できるが，発生的了解は主観的な現象に限定される。「因果的な認識には限界はない。精神的な出来事についてもいつでも原因と結果や条件は何かといえる。了解はこれに反していつも限界にぶつかる」（同 181 頁）。したがって了解的関連は因果的関連と異なり，意識外の機構についての理論へと到達することは決してない。ヤスパースはさらに発生的了解の分類を行う。

● 合理的了解では，精神的なものから精神的なものが生じることを，論理

の規則を用いて究明しようとする。つまり，ここでの問題は論理的見地に従ってどのように思考内容が次々と生じるかということである。

● 感情移入的了解では，それに対し，思考内容が例えば，気分や願望や恐れからどのように生じるのか探求する。

ヤスパースにとって感情移入的了解が厳密な意味での発生的了解となる。

> 「理性的〔合理的〕了解は，何の心理学も用いずに了解できる理性的関連が精神の内容であったことを確かめるだけのことであるが，感情移入的了解は精神的関連自体の中へわれわれを引き入れるのである。理性的了解は心理学の一補助手段にすぎないが，感情移入的了解は心理学自体に至らしめる」（同 181 頁）。

ヤスパースはまず，一般的な了解的関連を述べる。例として，欲動の発展や情熱がこれに属する。次に，異常な機構が存在する場合の了解的関連について詳述し，精神病状態や夢の了解的内容，精神的なものにより作動した異常な機構（病的反応，暗示，以前の体験が後に及ぼす影響，精神的関連の分離）について取り上げる。最後にヤスパースは，特に重要な了解的関連として病気に対する患者の態度，つまり患者の内省を取り扱っている。

　病的反応の節では，ヤスパースは発生的了解の方法を用い，ある出来事により単に誘発された精神病と真の反応の区別を試みている。彼は，真の反応を以下のように特徴づける。

● 内容的に，症状はその体験と了解的関連がある
● 体験は，症状の出現の前提である〔その体験がなかったら症状は現れなかった〕
● 症状の経過は，体験に左右される

病気に対する患者の態度についての論述は，発生的了解の中で非常に特別な意義をもつ。ここでは，発生的了解を用い，「病人が病気の症状にどう

20

いう態度をとるのか」を追体験する試みが行われる（同222頁）。これに関連して，2つの群が区別される。

● 病気の症状を消化加工すること（例えば，一次的な症状から二次的な症状が了解可能性に出現すること）
● 反省的な態度で，病者自身が体験を評価・判断すること

ヤスパースは，病気の一次的な症状の消化加工に関し，最初に困惑症状（本書74頁も参照）を検討しており，具体的に妄想的困惑と抑うつ困惑に分ける。ここで困惑は，妄想体験や抑うつなど他の症状から生じたと発生的に了解される，二次的な症状とみなされる。また，一つ一つの妄想体験から妄想体系への発展も一次的症状の消化加工の例と考えられる。最後に，ヤスパースは反省的な態度について，疾病意識と病識を扱っている。

2.5　方法適用の例

妄想症状の分類

　ここからヤスパースの精神病理学的方法論について妄想を例として述べていきたい。妄想は静的了解の章にある対象意識の節で扱われている。最初に定義を試みる。ヤスパースによれば，妄想とは3つの外面上の特徴により示される誤った判断である。

● 非常な信念および主観的な確信
● これまでの経験や論理上避けられない帰結に影響されないこと
● 内容の不可能性

しかし，ヤスパースは，これらが極めて曖昧な定義であることをはっきり認識していた。特にこの定義では，誤った観念の外面的な特徴だけが論じ

られている。そのため，ヤスパースは引き続き，妄想を精神病理学的にさらに分類しようとする。その際，静的了解と発生的了解の方法が適用される。（▶表2.6）。

表2.6　妄想症状の精神病理学的分類

発生的了解の方法を用いた妄想分類
- 妄想様観念（その妄想が感情や他の体験から生じたと了解できる）
- 真性妄想（その妄想は他の現象からの規定ができない）

発生的了解と静的了解の方法を用いた妄想様観念の分類
- うつ状態の妄想
- 躁状態の妄想
- 支配観念
- 妄覚による思い違い

静的了解の方法を用いた真性妄想の分類
- 妄想知覚
- 妄想表象
- 妄想意識性

ヤスパースは，まず発生的了解を用いて<u>妄想様観念</u>と<u>真性妄想</u>を分類する。

　「その一つはわれわれにとって了解可能性に，感情とか，或いは妄覚のような他の体験とか，意識が変化した時の知覚界の疎外の体験から発生したものであり，もう一つは，心理学的にそれ以上遡りえない，現象学的に究極のものである。前者を妄想様観念といい，後者を真性妄想という」（文献1，64頁一部改変）。

ヤスパースは妄想様観念の中で，躁状態の妄想やうつ状態の妄想に加え，支配観念〔優格観念〕（本書74頁も参照）を取り上げる。

　「支配観念というのは，パーソナリティやめぐりあわせた出来事から了解できる強い感動を帯びていて，そのためにいわばそのパーソナリティがその観念と一体になってしまい，誤って本当と思われるような確信である」（同70頁）。

支配観念は，例えば発明妄想，嫉妬妄想あるいは好訴妄想の形で出現する。これに関連してヤスパースは，支配観念と真性妄想の厳密な区別を要求する。

　真性妄想もしくは一次妄想体験は，静的了解を用いて，妄想知覚，妄想表象，妄想意識性に分類される。妄想知覚については，はっきりとしない意味の体験から確固たる形となった関係妄想に至るまで段階的な移行があると論じている。さらにヤスパースは妄想の内容を詳しく取り上げようとする。異なる人々の間で，ある一定の内容の妄想が常に繰り返されるという観察から論を進める。ここでは3つの要素が重要とされる。

● 人間に普遍的な欲求，願望，希望，恐れ
● 歴史的条件
● それぞれの病的過程の特性

妄想の内容はたいてい，その個人に関連したものである，すなわち病者自身が妄想の中心にいる。確かに，稀であるとしながらも，ヤスパースは哲学の問題や歴史的な出来事を例に，客体に関係した妄想が形成される症例を挙げてはいる。その人自身に関する内容の妄想の場合，その人の欲求や願望から導き出されることが多い。さらに歴史的な条件が重要である。例として，かつては憑依妄想が多かったことが挙げられている。また，特定の疾患に典型的な妄想内容もある。

病的過程と発展の区別

　ヤスパースの精神病理学の方法論が適用される，もう一つの例は病的過程と発展の区別である。この両概念の区別は，1910年の論文である「嫉妬妄想　パーソナリティの発展か病的過程かという問題への一寄与」に遡る（Jaspers 1963a）。

● 病的過程（Prozess）は，これまでの人生の歴史と比べて全く新たなも

のが始まり，精神生活の変化へと至る過程と理解される。病相（Phase）が一過性であるのに対し，病的過程は長期間持続する過程である。病的過程について，ヤスパースはさらに器質的病的過程と精神的病的過程に分類した。器質的病的過程は器質性疾患によって引き起こされ，精神病理学の観点からは，粗大な破壊のある精神生活という特異的な性質を示す。精神的病的過程では器質的に対応する変化はなく，精神病理学的には破壊を欠いた精神生活の変化が目立つ。

●病的過程に対置されるのは，パーソナリティの素質や人生の経過から精神病理学的に導き出すことができる〔了解可能な〕パーソナリティの発展である。その例として，特に嫉妬の枠組みから生ずる妄想的発展が述べられる。

　個々の症例では，病的過程と発展の区別は時に極めて困難であるとヤスパースは指摘する。発展の概念に関して，特に発生的了解の方法が用いられる。そして，決め手となるのは，パーソナリティと生活史と症状との間に，精神病理学的に了解可能で追体験可能な関連があるかどうかという問いである。彼は具体的にパーソナリティの発展が成立するための3つの契機の重要性を強調する。

●パーソナリティの素質
●社会的な環境との交互作用
●体験に対する反応

2.6 疾病分類学と診断学についての考察

伝統的な疾患モデルに対する懐疑

　ヤスパースは，精神医学の疾患学説に対する考察をあまり重要視していない。『精神病理学総論』は疾病分類学ではなく，精神病理学の方法論についての著作であるため，このことは驚くべきことではない。ただし，ヤスパースは臨床に有用な考察であるとして，巻末の病像の組立ての章の中で将来の精神医学がとり得る道を提示しようとする。最初に，彼は精神医学の疾患学説には，根本的に異なる2つの考え方があると論じる。

- 単一精神病論において存在するのは，厳密に区別される疾患単位ではなく，流動的に入り混じって移行する諸症状の変異（Variation）だけであることが前提となる。
- もう一つは，症状論，経過，原因，身体所見といった要因によって特徴づけられる分類可能な疾患単位，すなわち本来ある（natürlich）疾患単位の考え方がある。

本来ある疾患単位という見解の代表として，エミール・クレペリン（1856-1926）が挙げられる。ヤスパースによれば，クレペリンは「同じ原因，同じ心理学的基本型，同じ展開と経過，同じ転帰，同じ脳所見を持つ病像は，すなわち全体像として一致」し，本来の疾患単位として把握が可能である，と主張している（文献1，312頁）。この理由によって，実際クレペリンは疾患経過に重点をおいた包括的な臨床観察に努めたのだという。ヤスパースはクレペリンの業績をはっきりと賞賛したが，彼の疾患モデルには懐疑的な態度をとった。

　「疾患単位という理念は一つ一つの例では実現させることはできない。なぜかというと同じ原因と，同じ症状と，同じ経過や転帰と，同じ脳所見が規則正しく一

致するということを知るには，一つ一つの細かい関連を完全に知りつくしていることを前提とするが，こういうことは無限に遠い未来のことに属する」（同315頁）。

この一節において，心身問題の論述の際に明らかとなったヤスパースの認識論的な懐疑主義が表われている。すなわち，いつか遠い将来，精神的な出来事が脳の神経的過程に完全に置き換えられることは想定されていない。

ヤスパースはクレペリンの疾患モデルを根本的に拒絶したが，精神病理学的経過型の分類を用いた経過観察を高く評価している。また，クレペリンの疾病分類学的なモデルについても，今後の経験的研究の拠り所となるとして特に評価している。

「疾患単位の理念は，実際はカントの意味の理念で，すなわち目的が無限の所にあるのでその目標に到達することが不可能であるような課題という概念である。しかしそれにも拘らずこの理念はわれわれに成果のあがる研究方向を示し，経験的に個々の例を研究する時に本当の見当をつけさせる」（同315頁）。

そして，ヤスパースは把握可能な器質的原因をもつ精神病の領域にのみ，実体的な疾患単位を求めることができるという結論に至る。このような互いの境界が明瞭である実体としての疾患を分類するため，ヤスパースは古代ギリシャの論理学に遡る，類（Gattung）という概念を適用する。それに対し，相関する器質的事象を把握できない精神障害の領域には別の概念を援用している。

精神病理学における類型概念の導入

ヤスパースは，類による分類とは異なり，器質的相関のない精神障害に対して疾患類型による分類を提案する。この概念をヤスパースは，ハイデルベルクで親密な交流のあった，経済学者や社会学者であり哲学者でもあるマックス・ウェーバー（1864-1920）の論文から引用している。ウェーバーは1904年の論文で，社会学に理念型（Idealtypus）の概念を導入し

た（Weber 1988）。類と違い，類型（typus）では明確な境界をもつ現実の存在はなく，概念的な構成体があるだけである。「類型は仮定的に作られたものである。それらと現実の存在は，常に一定しない境界で一致するのであり，類型によって個々の症例は評価されるが，その類型の中に症例が組み込まれてしまうことはない」（Jaspers 1913, 268）。したがって類型概念は，諸症状の多様な変異をもつ単一精神病の考え方と真の疾患単位の探求との間で生じた，ある種の妥協を表している。つまり類型によって「境界の一定しない多様体に対し構造が与えられ，知性が把握できるようになる」（同268）。言わば，類型には発見的方法としての価値が認められる。その価値は，概念が研究や実地臨床に有用であるかどうかによって評価される。「類型が有用であるかどうかは，一つ一つの症例の特性を把握し，整理する際に明らかとなる」（同268）（訳注2, 訳注16）。

　さてヤスパースは，精神病理学的な経過観察を基礎として類型を作成することを勧めている。その際には，これまでの人生全体が考慮されるべきである。したがって精神病理学的な横断面の所見だけではなく，経過を正確に記述することも求められる。こうしてヤスパースは「小さな範囲の症例にあてはまる精神病の類型的全体像を見出すこと」を勧めている（同263f）。〔大きな範囲の症例をまとめようとすると，経験による認識が不明瞭となり，想像的要素を含んだ全体像が作り上げられることになる。〕ヤスパースによる具体的な疾患類型の記載はむしろ乏しく，疾患類型の作成は将来の精神医学の極めて重要な課題であるとした。

診断図式の構想

　ヤスパースは最後に診断図式を紹介するが，この分類が暫定的な性質のものであると強調している。ここでは，クレペリンの教科書に記載された疾患単位を引用している（Kreapelin 1899）。ヤスパースの診断図式は3つのグループからなる（▶表2.7）。まず，身体的基盤が知られている精神疾患の全てが1つのグループにまとめられる。ヤスパースによれば，このグループだけが，本来の疾患単位もしくは疾患類と呼ぶことができる。

残りの例はさらに，大きな2つのグループに分類される。

● 病的過程は「ある時期に始まり，少なくともパーソナリティの一面の永
　続的変化をおこし，多くの場合，統合失調症性の精神生活という心理学
　的特性を示す」障害であるとしている（文献1，319頁）。
● 病的過程から区別されるのは，一時的で治りうる病相，異常反応，パー
　ソナリティの発展の形で現れる変質性精神病である。当時まだ広く用い
　られたが，今日では廃れ，誤解を招きやすい「変質」という概念を，ヤ
　スパースは素質の変異もしくは正常の特性からの偏りという意味で用い
　ている。

表2.7　『精神病理学総論』における診断図式（1913）

Ⅰ．器質性（外因性，症状性）精神病
● 器質性脳病過程
● 身体疾患
● 中毒
● てんかんの一部
Ⅱ．病的過程（早発性痴呆あるいは統合失調症）
Ⅲ．変質性精神病
● 病相
● 異常反応
● 異常パーソナリティとその発展

　『精神病理学総論』の第3版までは，クレペリンによって概念化された
躁うつ病は病的過程の一部ではなく，病相の意味で変質性精神病に属して
いたことを指摘するのは重要であろう。これは1946年の第4版で変更さ
れる（Jaspers 1946）。
　ヤスパースは，診断に関し「階層原則」と「了解限界」として知られる
2つの重要な原則を導入する。始めに，〔階層原則において〕診断をつけ
る際の明確なヒエラルキーを挙げている。すなわち，変質性精神病は，病
的過程や器質性精神病を示唆するものがない場合に診断される。病的過程

は，あらかじめ器質性精神病が除外された場合に診断される。したがって，最も深い層が診断を決定する。このことについて，ヤスパースは比喩を用い説明を試みる。

「病気の症状はたまねぎの層のように重なっていて，外側には変質性の症状，その内側に病的過程の症状，最も中に身体的症状がある。最も中心の層が一つ一つの症例の検査の際にわかれば診断を決定する」（文献1，320頁）。

〔次に了解限界に関連し，〕病的過程と変質性精神病は，了解精神病理学の方法を用いて，互いに区別される。ヤスパースにとっては，病的過程を患う人間の精神生活は，変質性精神病とは反対に，了解不能で感情移入不能である。本質的な特徴として，させられ（Gemachten）という現象が詳細に検討されるが，それらは，例えば感情，知覚，意志行為，気分などに関係する。「患者はそのため自由でない，自分でない別ものの力の下にある，自分自身を制御できない，運動も，考えも，感情も自分で思い通りにならないと感じる」（文献1，118頁）。

2.7　社会的要因の重要性

ヤスパースは『精神病理学総論』の巻末で，精神病理学における社会学的関係の重要性を取り上げる。つまり，彼は精神病理学的研究を社会学的側面にまで拡大することが必要であると考えている。

「身体医学は人間を自然界の存在としてのみ扱う。すなわち人間の体を動物の体と同様に調べる。精神病理学は，人間がさらに文化的な存在であって，その精神生活は人間の社会との交互作用の中で成立するという事実にいつも直面している」（文献1，353頁）。

ここでヤスパースは，社会と精神障害の多様な関係を示そうと試みる。始めに社会的要因は，異常な精神現象の出現に対し重要な意義があるとし，これは統計調査でも証明される。彼はヨーロッパにおいて，19世紀末以

降，全人口における精神病院の入院患者の割合が2倍もしくは3倍になったと指摘している。しかし，その結果から自動的に，精神疾患が増加したとは結論づけていない。ヤスパースは，別の説明可能性として，産業化のため精神障害患者にとり社会生活が困難になっていること，あるいは，精神病院が改善され，受け入れやすくなったことがあるとしている。さらに，このような量的・統計的結果に加え，ヤスパースは質的な側面も検討する。例えば神経質あるいは神経衰弱は，その時代に典型的な病型として捉えられることを指摘する。さらに，災害神経症は法で定められた災害保険の導入後，初めて現れたと断定している。災害の後，賠償への願望が，素質のある人間において様々な苦痛や苦情へとつながることが根底にあり，その際にヒステリー機構が重要な役割を果たす。

「社会的状況が異常精神生活の現象にどのように作用を及ぼすのか，あるいはそのような現象をどのように発生させるのか」（Jaspers 1913, 305）という問題について，説明可能な関連と了解可能な関連に区別して考察を行っている。ヤスパースは，因果的結果の例として，ある種の職業における毒性物質の影響を挙げている。これに対し，了解可能な関連の例として精神病の内容について述べる。なぜならこの内容の部分に，現実の社会の主題が反映されているからである。最後にヤスパースは社会に対する異常精神現象の意義について指摘し，非社会的行動様式と反社会的行動様式を区別している。

2.8 精神病理学総論第4版における変更

1923年の『精神病理学総論』第3版の出版からおよそ20年経過した，1941年にヤスパースは出版社から，計画していた第4版の改訂を行うよう依頼された。この時，ヤスパースは哲学者としてのハイデルベルク大学の教職活動から解職され，哲学に関する出版禁止処分も受けていた。よって，彼の精神病理学的著作の新版は，医学的な著作となる可能性があった。しかし，ヤスパースは1916年にハイデルベルク大学の精神医学講座

30

を退職していた。そのため精神科患者との直接の接触はもはやなかった。しかしながら当時の講座教授であるカール・シュナイダー（1891-1946）は，ヤスパースに大学病院図書館の利用を許可していた。さらにヤスパースは1921年以来，定期的にクルト・シュナイダーとの書簡交換を行っていた。『精神病理学総論』の改訂時期には頻回に書簡交換が行われ，その中で精神病理学の本質的な主題が議論された（Bormuth et al. 2016）。だが，1942年にすでに完成していた新版は，印刷許可が得られなかった。その後1946年になってようやく第4版として出版可能となった（Jaspers 1946）。

　この浩瀚な第4版は，第一に当時の精神病理学的文献の詳細な検討において際立っている。これは，背景として，ヤスパースがハイデルベルク大学病院の図書館において，入念に文献に取り組むことが可能であったことが考えられる。第二に，哲学的考察が非常に目立っている。当時，ヤスパースはドイツの実存哲学において最も影響力のある代表的人物であった。さらには，いくつかの箇所で，クルト・シュナイダーの直接的な影響も感じ取ることができる。以下において第4版の特徴を，例を挙げ具体的にみていきたい。

了解の方法についての考察

　「了解」の方法の導入はヤスパースの極めて重要な業績の一つであると考えられる。ここではまず，ヤスパースは，静的了解（横断面における諸要素の把握）と発生的了解（縦断面における関連の把握）を区別する。発生的了解はさらに類別される。合理的了解は論理学という補助手段を用いるのに対し，感情移入的了解では，本当に心理的な関連の把握が重要となる。『精神病理学総論』の第4版では，発生的了解すなわち了解的関連の更なる可能性が述べられる。

● 精神的了解
● 実存的了解

●形而上的了解

合理的了解と同様に，上記の3つの了解すべてにおいて，ある種の客観的意味の把握が重要である。そして，ただ純粋に論理的な意味関連だけが了解可能（合理的了解）なのではなく，「形態，形象や象徴」といった内容も了解可能である（文献2，中巻9頁）。これらをヤスパースは精神の了解と名づけている。さらに了解は可能な実存の現れにも用いられ，この場合，哲学的実存開明となる。この部分にヤスパースの実存哲学と『精神病理学総論』第4版の密接なつながりが現れている。最後に，包括的意味関連を目指す形而上的了解がある。

理論的概念の検討

すでに『精神病理学総論』第3版において，精神医学における理論の検討がみられる。そして第4版では，この部分がさらに展開される。ヤスパースにとって，「理論」は絶えず因果的関連と関係づけられ，説明の方法だけが理論へと到達可能である。ヤスパースは精神病理学の方法論的分類への要請とともに，理論に対しては，むしろ懐疑的な態度をとる。このことについて，カール・ウェルニッケの局在説，ジークムント・フロイトの精神力動説，ヴィクトール・フォン・ゲープザッテルの構成的・発生的精神病理学の例を挙げて述べる。

●ウェルニッケは失語研究で得られた知見を精神病理学的な症状に転用する目標を追求した。ヤスパースは，ウェルニッケがあまりに脳解剖学的な概念に頼りすぎることを批判している。また，ウェルニッケが精神的反射弓の概念に従い，結局は客観的症状だけが研究価値があるとみなしたことも問題視する。さらに，解剖学的概念と心理学的概念の許容できない混同についても批判的に捉えている。しかしヤスパースは，たとえウェルニッケの理論を身体的先入見の典型例として拒絶するとしても，ウェルニッケの精神病理学的記述については高い評価を示していた。

「ウェルニッケは自分の理論をひどく頽廃させることはあまりせず，むしろ直覚〔直観〕的なものをはっきり見取り，捉えうるものと重要なものを見取る優れた勘があって，理論に関する根本思想は原理的には誤っていたにも拘らず，最も重要な精神病理学的業績の一つを作り出したのである」（文献2，中巻362頁）。

● ヤスパースはフロイトの精神力動的概念に，ウェルニッケの身体的理論よりもさらに批判的に向き合っている。主な批判点は，精神分析においては了解的関連と因果的説明が混同されているということである。つまり理論が了解的関連から構築されている。ヤスパースはこれを許容できないこととした。なぜなら彼の考えでは，因果的関連のみが理論となることができるからである。

● 最後にヤスパースは，ゲープザッテルによって名づけられた概念である構成的・発生的精神病理学について要約を行い，ここで認められる人間学的精神医学の理論形成を批判する。しかしヤスパースは，ゲープザッテルに対してもまた，記述的領域における業績の価値をはっきりと述べている。

診断図式における変更

ヤスパースは，『精神病理学総論』第4版では，これまでの版の方法と一部大きく異なる診断図式を構想している。3つのグループの区分は維持されているが，以下のように命名変更される。

● 精神障害を伴う既知の身体疾患
● 大精神病の3領域（真性てんかん，統合失調症，躁うつ病）
● 精神病質

ここでは，古くなり，誤解を招きやすい「病的過程」や「変質性精神病」

といった概念は放棄されている。関心を引くのはとりわけ第2のグループである。以前の版では，統合失調症だけが含まれていたのに対し，てんかんの一部や特に躁うつ病が含まれる。後者はこれまで，ヤスパースによって，異常反応や異常パーソナリティと共にまとめられていた。第4版ではクルト・シュナイダーの影響が明らかである。この診断図式を，クルト・シュナイダーの『臨床精神病理学』における体系と比較してみるのも有用であろう。

人間の本質への問い

『精神病理学総論』第4版には，新たに人間存在の全体が扱われている一章がある。ここではヤスパースの哲学的見解との関連が，最も多く見いだされる。この章には，ヤスパースが人間の本質への問いを行う人間学的論述の一節も含まれている。彼はこれらの考えが自身の哲学的著作からの引用であることを記している。表2.8において，彼の人間学的見解を簡潔に要約する試みを行う。これに関連し，全体としての人間はいかなる時も認識の対象になり得ないというヤスパースの見解が重要であると思われる。すなわち，精神病理学は常にいくつかの側面を把握できるだけであり，人間を全体として把握することはできないということである。

疾患概念についての考察

ヤスパースは最後に，疾患概念について特に精神医学の文脈から詳細な検討を行っている。これに関し，『精神病理学総論』の初版では，大まかに述べられただけであったが，その後の版で次第に詳述されるようになる。始めにヤスパースは，医者が一般的な疾患概念や健康概念の原則的な問題について取り組むことはほとんどないと断言する。「一般に病気とは何かということは，医師の判断によって決まるというよりは，むしろ患者の判断によって決まり，あるいはそれぞれの文化圏の支配的な考えによって決まるのである」（Jaspers 1946 文献3，186頁）。ヤスパースは疾患の定義をより明確にするため，価値概念と平均概念を区別する。

34

表 2.8　カール・ヤスパースの人間学的な基本前提

人間存在についての諸原則
- 人間は動物界において特別な位置づけをもつ。
- 人間は包括者である（現存在，意識，精神，理性，実存）。
- 人間は自分自身によって実現してきたもの以上のものでもあり，自分自身によって実現してきたものと異なるものでもある。
- 人間の内部において 3 つの種類の抵抗が生じる（感情や欲動といった内面の素材的なもの，隠蔽と反転の過程，自己不在という空虚）。

人間存在の認識の意味と可能性についての諸原則
- 人間とは何かということは，3 つの段階において示される（客観的認識可能性の方向，包括者としてのさまざまなあり方，単一性）。
- 経験的研究の目的のために，人間は因子，部分，要素，構成成分，機能単位によって理論的に構成される。
- 人間は自分自身についてははっきりとした確信をもっている。
- 人間を探求する場合に，私たちは傍観しているというだけのものではない。私たち自身が人間だからである。
- 全体としての人間は決して認識の対象とはならない。
- 人間は，常に，彼が自分について知っている以上のものであり，知り得る以上のものである。
- いかなる人間についても，そのすべてを見通すことはできない。いかなる人間についても最終的な総合的判断を下すということは不可能である。

〔文献 3，146-151 頁を基に作成〕

- まず，ヤスパースにとって，病気は一つの<u>価値概念</u>を表す。つまり「病気である」と呼ぶことには，価値判断が表現されている。「病気とは，何らかの観点から見て―ただしそれはいつも同じ観点とは限らないが―有害であり，望ましくなく，価値の劣るものを指している」（同 187 頁）。
- そのような価値概念から離れるためには，<u>経験的な存在概念</u>が探求される必要があるが，この場合，<u>平均</u>という概念が，ヤスパースにはまずもって検討されるべきものとなる。

どのように医学がその歴史において経験的な研究の基盤の上に，「価値概念としての疾患概念をさまざまな存在概念の総和へと」転換することに

絶えず苦心してきたかについて記述する（同188頁）。しかしながら，その場合に適用される平均概念の大部分は問題をはらんでいる。というのも，平均からの逸脱が常に作業能力や生活能力の低下と結びつくわけではないからである。逆に，例えば虫歯のように，たとえ平均に相当する場合でも，病気といわざるをいえない現象もある。さらには，多くの場合，生命現象の平均を確定することはほとんど不可能である。

　ヤスパースが論じた問題である，臨床において健康とは何か，病気とは何かとの問いは，身体医学では問題とならないことが多いのに対し，精神医学では全く状況は違って見える。ヤスパースは特に，しばしば存在概念と価値概念を十分に区別していないことが問題であると捉えていた。そのため，彼は経験的な水準と規範的な水準を明確に区別することを要求する。さらに，実存哲学的な考察も含めた思弁的考察の助けを借りて，疾患と健康の概念に迫ろうと試みる。結論として，ヤスパースは提起した問題に対し答えを出すことはなく，自らの診断図式との関係づけへと論を進めている。

2.9　カール・ヤスパースの精神病理学の継承

　ヤスパースの方法論は，精神病理学のその後の発展に持続した影響力をもった。すなわち彼の方法は，当初ハイデルベルク大学病院の精神医学講座において継承された。ここでは，カール・ウィルマンス（1873-1945），ハンス・ヴァルター・グルーレ（1880-1958），ウィリー・マイヤー＝グロス（1889-1961），ハンス・ビュルガープリンツ（1897-1976）の名を挙げることができる。当時ヤスパースに『精神病理学総論』の執筆を提案した人物であるウィルマンスはフランツ・ニッスルの早逝による退職後，1918年から1933年までハイデルベルク大学病院の精神医学講座教授を担当した。それゆえに精神病理学のハイデルベルク学派ともいわれる（Conrad 2002 文献8）。

　歴史的に重要で，今日なお読み続ける価値のある著作の一つとして，

1932年に出版されたウィルマンス編集による『精神疾患ハンドブック』の統合失調症の巻が挙げられる（Wilmanns 1932）。同書の収載論文は、ほとんどハイデルベルクの同僚によるものである。特に関心をひくのは、統合失調症の臨床に従事していたマイヤー＝グロスの論文であるのは確かである。この論文では、個々の精神病理学症状がどのように次から次へと生じ、諸症状が互いにどのような関係にあるのか、詳細に検討し明らかにしている。つまりマイヤー＝グロスは様々な症状をモザイク状に列挙することで満足せず、諸症状に一つの秩序をもたらすべく努力した。ここでは特に、ヤスパースの意味での了解精神病理学の方法が用いられる。マイヤー＝グロスは例として、統合失調症性精神病の始まりに、思考障害、活動性低下、幻覚、感情障害といった諸症状がどのように関係妄想の発展に関与するのかを示している。また、表題からして、すでにヤスパースの『精神病理学総論』の引用である病気に対する態度の章は非常に重要である。マイヤー＝グロスは態度もしくは病気に対しての加工整理について6種類の区分を試みている。すなわち、精神病の影響がない状態、絶望、「新しい生活」、排除、回心、融合である。さらに、統合失調症性精神病の経過類型を作成する試みも行っている。その後、政治的理由による1933年のウィルマンスの教授職の解任や1934年のマイヤー＝グロスの亡命とともに、ハイデルベルク学派の全盛期は、一旦終わりを告げた。

　しかしヤスパースの精神病理学は、その構想を支持していたクルト・シュナイダーにも受け継がれていた（Bormuth et al. 2016）。シュナイダーは確かに、直接ヤスパースと仕事を共にしたことはなかったけれども、常にヤスパースの弟子であるとの自覚があった。実際、シュナイダーは自らの最後の仕事として、ハイデルベルク大学病院の教授を務めることとなる。

第**3**章

クルト・シュナイダーの臨床精神病理学

3.1 臨床精神病理学の成立

　クルト・シュナイダーは，1887年シュヴァーベンのクライルスハイムで出生した。彼は大学で医学と哲学を学び，両分野の博士号を，医学はロベルト・ガウプ（1870-1953）のもとで，哲学はマックス・シェラー（1874-1928）のもとで取得した。始めにケルン大学病院の精神科に勤務し，グスタフ・アシャフェンブルク教授（1866-1944）の指導を受けた。1931年からはミュンヘン‐シュヴァービング市立病院にあるドイツ精神医学研究所の臨床部門長を務めていた。1946年から1953年の退職までハイデルベルク大学の精神医学講座教授を担当し，精神科科長も務めた。1967年ハイデルベルクで死去した。シュナイダーは自ら，ヤスパースの研究の方向性と密接なつながりを感じていた。事実，1921年から1955年までヤスパースとの定期的な書簡交換を行っていた（Bormuth et al. 2016）。

　『臨床精神病理学』という題のシュナイダーの主著は，一つの著作として執筆されたのではなく，それまでに出版された諸論文の集成によって生まれた。例えば，精神病質パーソナリティの章は1923年のモノグラフに遡る（Schneider 1923）。『臨床精神病理学』は1950年に出版された第3版になってようやく完成し，今日までほとんど変更されずに同じ形式で版を重ねている。この著作は同時に，シュナイダーの業績の要約でもある。

国内だけでなく，国際的にも高い評価を得ることとなった。さらに次々と新版が出版され，9ヵ国語に翻訳された。『臨床精神病理学』は，わずか81ページに簡潔にまとめられた本である（Schneider 2007）。13版からはゲルト・フーバーとギゼラ・グロスの注釈が付いて出版されている。〔Schneider 2007の邦訳として，針間博彦訳『新版臨床精神病理学』文光堂があり，以下の引用では文献4と記す。〕

　シュナイダーはとりわけ，ヤスパースの精神病理学の方法論を日常臨床に導入し，その方法論を精神科診断においても有用なものにするという目的を追求している。この意味で，シュナイダーは精神病理学的症状から精神科診断へと至る経路を示そうとしたといえる。『臨床精神病理学』は，ヤスパースのような方法論的視点ではなく，むしろ臨床的・実用的な視点に従って構成される。すなわち，同書においては様々な疾患像が最も重要となる。

3.2　経験的二元論という概念

　ヤスパースと同様に，シュナイダーも，ここでは心身問題の<u>形而上学的解釈</u>に対する立場を明らかにすることなく，<u>経験的二元論</u>の原則を基本としている（Schneider 2007 文献4）。すなわち精神医学では，ある一面において身体的要素に基づき，またある一面においては純粋な精神病理学的要素に基づくということになる。しかし2つの立場を注意深く区別することが重要である。ヤスパースを引用した上で，シュナイダーは1919年の初期の論文においてすでに，精神的な出来事を，性急に器質的な要因に当てはめるべきではないと意見を述べている。「精神的なものは，精神的なもの，それ自体として研究されなければならない。精神的なものは，身体的なものとの比較を受け入れない」（Schneider 1919, 161）。精神的な状態は，決して脳解剖学的な状態に置き換えられないという。すなわち「直接の並行現象として，ある特定の脳の事柄に属するような」ただ一つの精神的な事柄も知られていない（同161）。

第3章　クルト・シュナイダーの臨床精神病理学　39

　シュナイダーはまた，精神症状をもつ脳疾患を一方とし，「変種，類型，人間存在の反応様式」を他方として，根本的に区別している（同163）。彼によれば，精神医学の重心は第2のグループにある。しかし，このグループには「医学の意味での疾患過程」は存在しないという（同163）。この考え方から，症状性精神医学と純粋精神医学の区別も生じてくる。シュナイダーにとって，「純粋精神医学」の領域では医学的な疾患単位は存在しない。むしろ，その役割は「病型を記述し，分析し，了解し，治療することにある」（同163）。決定的な問いは，「純粋」精神医学と「症状性」精神医学の境界線をどこに引くかである。ここでシュナイダーは，その問いには答えられないことをやむなく認めている。

3.3　臨床精神病理学の体系

　シュナイダーが，1919年の論文で行った純粋精神医学と症状性精神医学の区別は，彼の主著である『臨床精神病理学』において再び重要な位置を占める。彼は，まず心的あり方の異常変種と疾患の結果に分類した臨床的・精神病理学的体系を構想する（▶表3.1）。シュナイダーにとって疾患の領域のみ，身体医学的もしくは病因論的系列も，心理学的もしくは症候学的系列も存在する。つまり疾患では，異常変種とは異なり，診断は二本立てであり，その際経験的二元論の意味において，2つの系列を明確に区別すべきであるとした。さらに疾患は，器質的相関を把握できる疾患と把握できない疾患に細分される。したがってシュナイダーの場合，三つ組みの診断体系であるといえる。

　シュナイダーはカール・ボンヘッファー（1868-1948）を引用し，病因論的に異なる病因の多くが，類似した精神病理学的症候群へと至ることを明確にした。これはクレペリンの疾患モデルの明確な拒絶を意味し，その点ではシュナイダーはヤスパースの見解に従っている。しかし『臨床精神病理学』では，統合失調症と循環病において，クレペリンに遡る伝統的疾患単位を再び認めることができる。症候学上のこの2つの概念に，左側の

40

表3.1 臨床精神病理学の体系

心的あり方の異常変種
- 異常知能素質
- 異常体験反応
- 異常パーソナリティ

疾患の結果

身体医学的（病因論的）系列	心理学的（症候学的）系列
● 中毒	● 意識混濁
● 進行麻痺	● パーソナリティ解体および認知症
● 他の感染症	
● 内科疾患	
● 脳奇形	
● 脳外傷	
● 脳動脈硬化症	
● 老年期脳疾患	
● 他の脳疾患	
● 真性てんかん	
? （未知の要因）	● 循環病
? （未知の要因）	● 統合失調症

身体医学的な水準では疑問符が対置されている。

クルト・シュナイダーの疾患概念

　「疾患」（Krankheit）の概念は，シュナイダーにとって身体的な変化の存在と関連がある。「我々にとって疾患概念とは，精神医学においても厳密に医学的なものである。疾患そのものは身体内にしか存在しないのであるから，心的異常が疾患的な器官過程に帰し得る場合に，その心的異常を疾患的と呼ぶ」（文献4，7頁）。つまり，症状の根底に器質的に対応する事象があるどうかという問いに基づいて，疾患と心的あり方の異常変種が区別される。シュナイダーは「精神病」の概念を，「疾患」の概念と本質的に同一視している。精神病と呼べるのは，精神症状が疾患あるいは奇形の結果出現した場合であり，すなわち症状が身体的な変化を原因とすることができる場合である。それに対し症状の重症度は重要ではない。「する

と，いかに著しい異常体験反応も精神病ではない一方，脳外傷によるいかに軽度の心的変化も，またいかに軽症の循環病性うつ病も，精神病である」（文献4，4頁）。

しかし，心的あり方の異常変種による症状も，場合によっては，なんらかの並行する身体的な事象と結びつくことをシュナイダーは否定しない。だが，彼にとって，これらの身体的な事象は，正常の精神生活の根底にある身体的な事象と原則的に区別されない，単なる<u>形態学的あるいは機能的変異</u>と解される。

内因性精神病における身体病の要請

しかし，シュナイダーは精神病概念の定義によって，1つの問題にぶつかった。精神病つまり疾患の一部とした循環病や統合失調症に一貫した器質性の変化を証明できないことである。すなわち，循環病も統合失調症も，疾患または精神病の基準を満たしていない。彼は，循環病と統合失調症に対し器質性の基盤を要請することによって，この矛盾を解決しようとする。「我々は統合失調症と循環病の基盤となる疾患過程を知らない。しかし，それらの基盤に疾患があることは，極めてよく支持される要請であり，極めて十分な理由に基づく仮説である」（文献4，8頁）。

基盤に身体的変化が存在する仮説の根拠として，まずは，遺伝性の頻度が一部において高いこと，生殖過程と結びついていること，身体療法が有効であることが挙げられる。しかし，シュナイダーにとって次の論拠がまさに決定的である。それは循環病や統合失調症の場合，正常心理には相当するものがない症状が現れることである。彼はこれを「生活発展の完結性・意味合法則性・意味連続性」を切断する症状と呼んでいる（文献4，9頁）。つまり彼は精神病理学的症状から，相関する器質的事象の存在を推論している。

シュナイダーの言う「意味合法則性の切断」は，結局のところ，感情移入できない精神的現象を指しているようである。要するに，ここで彼はヤスパースが発展させた了解精神病理学の方法を用いている。ヤスパース

は，感情移入可能な精神生活と感情移入不能な精神生活の区別を，病的過程と発展を分類するために用いている。一見すると，シュナイダーによる身体病の要請はクレペリンの見解を想起させるのは確かである。クレペリンは同一の病因，同一の神経病理，同一の臨床症状により特徴づけられる精神医学上の疾患単位を前提としている（Kraepelin 1899）。しかし，すでにヤスパースが厳しく批判したこの疾患モデルをシュナイダーもまた受け入れることはない。シュナイダーにとって循環病や統合失調症は，一つあるいはそれ以上の要請される器質性疾患の結果を表しており，クレペリンの意味での輪郭の非常にはっきりした疾患単位を提示しているわけではない。シュナイダーはむしろ，循環病や統合失調症を精神病理学的な取り決めとして考えており，身体医学の水準において対応する疾患は未だ知られていない。

3.4　精神病質パーソナリティの類型学の構想

『臨床精神病理学』において精神病質パーソナリティの記述は最も有名な箇所の一つである。始めにシュナイダーは精神病質パーソナリティの概念の定義を試みている。ここでは，平均基準と価値基準の概念が重要な役割を果たす。これはヤスパースの『精神病理学総論』の後期の版における健康と病気についての記述を思い起こさせる（本書33頁も参照）。

第一にシュナイダーは異常パーソナリティという概念をより明確にしようとする。彼はこれを「我々が考えるパーソナリティの平均幅からの偏倚である」としている（文献4，15頁）。次に，精神病質パーソナリティの本質的な定義を行う。この箇所では平均基準の他に，価値基準が含まれる。「我々は異常パーソナリティの中から，本人がその異常性に苦しむ，あるいは社会がそれに苦しまされるパーソナリティを，精神病質パーソナリティとして切り離す」（同15頁）。こうして精神病質パーソナリティの定義の2つの要素が要約される。

第3章　クルト・シュナイダーの臨床精神病理学　43

● 平均基準からの偏倚

● 苦しみを引き起こすこと（本人自身あるいは周囲の人々に対し）

シュナイダーは異常パーソナリティや精神病質パーソナリティを疾患では
なく，素質としての変異と見なす。彼によれば，素質には，遺伝性要因だ
けではなく，外因性の子宮内要因や幼少期の要因も，ある役割を演じる。
さらに彼は精神病質パーソナリティの類型の作成に努めた（▶表3.2）。
ここでは，はっきりと非体系的な類型学説であることが言及される。異な
る類型の組み合わせがありうるどころか，しばしば認められるという。彼
は自身の作成した類型について，医学的な意味での診断ではないと明示し
て注意を促している。医学的診断が可能であるのは，器質的相関を把握で
きる疾患の場合のみであると考えていた。「疾患や疾患の心的結果と同じ
ように，人すなわちパーソナリティに診断的レッテルを貼ることはできな
い」（同27頁）。シュナイダーによれば，可能であるのは，特定の見方に

表 3.2　精神病質パーソナリティの類型学

類　　型	精神病理学的特徴
発揚性	愉快な基本気分，活発な気質，著しい活動性，非常に親切であること，有能さ，作業能力があること，信頼性や徹底性や慎重さの欠如，距離がなく闊達であること
抑うつ性	落ち込んだ気分，悲観的で懐疑的な人生観，定常的な生活不安と世界不安，自信や信頼の乏しさ，思い悩む傾向
自信欠乏性	内的不確実性，不十分な自己信頼，内気，不全感
狂信性	優格的な考想複合体の出現，顕著な不信
顕示性	虚栄心，注意を引くための努力，自己満足のための自慢
気分易変性	思いがけない時に出現する易刺激的・抑うつ的な機嫌，気分変調状態，逃走傾向，過量飲酒
爆発性	易興奮性，易刺激性，気の荒さ
情性欠如性	同情・羞恥・名誉感情・後悔・良心の欠如
意志欠如性	外部の影響に対し無抵抗であること
無力性	心的に不十分であるとの感情，疎隔体験，身体的不快

44

絶えず制約を受けざるを得ない性質を指摘・強調することだけである。

3.5 異常体験反応の概念

　シュナイダーは精神病質パーソナリティと同様に，異常体験反応を疾患ではなく，心的あり方の異常変種に含めた。彼は異常体験反応を「有意味に動機づけられた，体験に対する感情的応答」と解している（文献4，36頁）。そしてヤスパースを引用しながら（本書19頁も参照）異常体験反応の3つの特徴を挙げている。

● 原因となった体験がなければ，その反応性の状態は出現しなかった。
● 体験反応の内容や主題は，その原因と了解可能な関連がある。
● その状態の時間的経過は原因に依存する。特に，原因が解消されると，その状態も終わる。

シュナイダーにとって，最終的に異常体験反応の本質をなす第一の基準が最も重要である。他の2つの基準は，第一の基準ほど厳密に当てはまることはない。異常体験反応は，その強度に関し正常の体験反応の平均から逸脱していることも特徴である。この場合，正常パーソナリティと精神病質パーソナリティとの関係のように，流動的な移行が存在する。異常体験反応に関連し，シュナイダーは体験の地下の概念と体験の背景の概念を導入している。

● 体験の地下は，正常な生活および精神病質性の生活における気分変動であるとシュナイダーは捉えている。一日のうちの時刻，天気，身体状態，睡眠，嗜好品がこの体験の地下に　影響を及ぼし得る。また，体験の地下は明白な理由なしに変化することもある。シュナイダーはその地下自体に到達できないとして限界概念という言葉を用いている。
● 体験の地下から体験される背景が区別される。これは例えば，先行する

体験と関連することもあれば，身体的原因を有することもある。体験される背景では，「何か体験されたものが，（略）他の体験に影響を与える」ということが本質的である（同39頁）。

そしてシュナイダーは異常体験反応を区分しようとする（▶表3.3）。始めに，外的体験に対する反応と内的葛藤反応に区別する。外的体験に対する反応は，超性格的であると考えられるのに対し，内的葛藤反応は特定のパーソナリティ，すなわち敏感性パーソナリティや自信欠乏性パーソナリティとの強い関連がある。さらに，反応の際に現れる主導感情に従った分類も行っている。シュナイダーが自らの病院の入院数を用いて証明しているように，反応性の抑うつ状態の病型における悲哀がここでは著しく目立つ。それに対し，驚愕反応や不安反応はより少数であることが明らかとなる。

表3.3　異常体験反応の分類

原因による分類
● 外的体験
● 内的葛藤反応
主導感情による分類
● 悲哀
● 驚愕
● 不安

シュナイダーにとって異常体験反応と精神病の区別は明瞭であり，このことは不安の主導感情が中心となる類パラノイア反応にもいえる。彼は非常に印象的な症例を挙げている。

「24歳の男性。ニーダーバイエルンのごく小さな村の出身であり，逞しく，品行方正であった。それまで大都市に行ったことがなかったが，婚約女性と会うためにケルンにやって来た。到着後間もなく，人から見られていると思った。夕

刻，ホームレス保護施設内では，同室者から脅されているとも思った。著しい不安を感じ，走って街を抜け出し，いると思った追跡者から逃げるため，ある邸宅の庭園に逃げ込んだ。発見され，侵入者として特別出動隊に逮捕された。間もなく交番でも留置場でも，吏員は保護施設の人が変装しているのだと思い，激しい取っ組み合いとなって計7人の吏員に重傷を負わせた。独房内でも，お前の両親は殺された，お前もきっと死ぬだろう，と話すのが聞こえた。2日後に彼は落ち着き，間もなく完全な病識が生じ，すべて彼の不安から生じたものとして説明された。その2日間の想起にはまったく欠損がないわけではなかった。2年後に調査された病後歴によると，その間の彼に目立った点は何もなかった」（同53頁）。

まさに劇的な印象を与える症状であるが，7人の警官の負傷も含めて，全ての症状や行動様式は精神病理学的に了解可能で，状況から導き出すことができる。よって，この場合は疾患ではなく単なる異常体験反応である。

3.6　身体的基盤が明らかな精神病

シュナイダーはさらに後の章で，身体的基盤が明らかな精神病を検討する。彼はこの概念を，同じく疾患的で器質的原因をもつと考えられる内因性精神病との区別を行うために選択している。そして，ある精神病を「身体的基盤が明らか」として分類するかどうかの状況は，その時点の〔発生に関する〕知識水準に左右される。シュナイダーは，始めに身体的基盤が明らかな精神病を同定するための基準を作成しようとした。

● 重要な身体所見
● 身体所見と精神病の明らかな時間的関連
● 身体所見と精神病の経過における特定の平行性
● 典型的な精神病理学的症状（「外因性」もしくは「器質性」の病像）

シュナイダーは，この中で典型的な精神病理学的症状の基準が，最も厳密さに欠けると考えていた。たとえ，その症状が，ある把握可能な器質的基

盤にしばしば特徴的であるとしても，特定の病因に格別の特異性があると言えることはほとんどない。ここでシュナイダーはボンヘッファーを再び引き合いに出す。そして必発症状と任意症状に分類する。必発症状には意識混濁，パーソナリティ解体，および認知症が挙げられる。さらに，シュナイダーは身体的基盤が明らかな精神病の病型をいくつか挙げ，急性疾患と慢性疾患に分類する。急性疾患の必発症状は意識混濁である。意識混濁が出現する場合には，常に身体的に基礎づけ可能な原因を考えるべきである。より軽症な場合「パーソナリティ特徴の単なる先鋭化」が現れるだけのこともある（文献4，69頁）。その例としてアルコール酩酊がある。しかし，慢性疾患においても，最初にパーソナリティの先鋭化がみられることがある。この場合，パーソナリティ解体が必発症状であり，シュナイダーは3つの類型に分類する（▶表3.4）。障害が顕著である場合には，最終的に認知症に至る。

表3.4 パーソナリティ解体の類型学（ラングらによる改変，Lang et al. 2015）

類　型	精神病理学的特徴
類型1	多幸的，多弁，迂遠，押しつけがましい，過度に社会的に熱心
類型2	無感情，発動性に乏しい，緩慢，鈍重
類型3	気まぐれ，易刺激的，愚痴が多い，爆発的，自制がきかない，暴力的

3.7　統合失調症と循環病の鑑別類型学

『臨床精神病理学』の他に比べ，目立って長い章で，統合失調症と循環病を検討している。中心となるのは，精神病理学的所見を基にどのように診断に至ることができるか，という問いである。単に「客観的に把握可能・提示可能な症状を足し合わせ組み合わせる」のではなく，「陳述を判断し，また診察を受ける者の行動・振る舞いと，診察者が受ける印象を用いる」ことが重要である（文献4，77頁）。シュナイダーによれば，明確な診断や鑑別診断を行うことができるのは身体医学的，または病因論的水

準においてのみである。したがって身体所見が常に診断的な優位性をも
つ。医学としての精神医学は器質性の所見に到達することを追求すべきで
あるという。それに対し精神病理学的水準では，例えば精神病質パーソナ
リティの領域で展開されたように，類型学のみが可能である。

　統合失調症や循環病は疾患とみなされ，シュナイダーによって常に身体
的基盤と関連づけられる。しかし，この身体的基盤の発見という目標の達
成にはまだ程遠い状況であるとする。

> 「精神病の精神医学を身体医学的に完成させるという目標は，見通しのきかない
> 彼方にある。循環病と統合失調症という高頻度の診断は，今日なお純粋に精神病
> 理学的に形成されるものであり，純粋に心理学的な事実であるから，基本的に医
> 学的意味での診断ではない」（同78頁）。

循環病と統合失調症を精神病理学的に区別するため，シュナイダーは鑑別
類型学という概念を導入する。狼狽している患者について話し合うことが
できるよう，循環病や統合失調症といった精神病理学的な状態－経過－形
成に対し，概念の明確な取り決めを用意しておくことが，シュナイダーに
は重要であった。

特徴的症状の明確化

　シュナイダーはまず，循環病と統合失調症の特徴的な症状を明らかにし
ようとする（▶表3.5）。特徴的症状を考察する際，患者の主観的体験に
よってのみ接近できる現象がしばしばみられる。これらの現象を把握する
ため，とりわけヤスパースの意味での静的了解の方法が使われている。し
かし，ヤスパースのいう発生的了解も，シュナイダーにおいて重要な役割
を果たしている。妄想知覚と呼ぶことができるのは，「真の知覚に対し，
知的（合理的）あるいは感情的（情動的）に了解可能な動機なしに，ほと
んどの場合自己関係付けという方向の異常な意味付けが付与される場合で
ある」（同91頁）。それゆえに，診察者により，発生的了解の方法を用い
て，異常な意味付けに合理的あるいは情動的に了解可能な動機がないかど

うか，絶えず検討されねばならない。最後にシュナイダーは，表出の評価には特別の意義があることを指摘する。「あらゆる内容（幻覚，妄想）は秘匿されたり否認されたりする可能性があるが，統合失調症性の表出は隠すことができない」（同111頁）。

表3.5　統合失調症と循環病の鑑別類型学において重要な症状

症状領域	症　状
感覚と知覚	幻声形式の幻覚（特に考想化声，対話する幻声，実況解説する幻声），身体的被影響体験
表象と思考	思考制止，奔逸的思考，滅裂思考，考想奪取，考想吹入，妄想知覚，人物誤認，妄想着想，強迫思考，強迫行為
感情と評価	抑うつ気分変調，躁病性気分変調，感情の不適切さ
志向と意志	意志被影響
自我体験	自己所属性の障害，疎隔体験

1級症状と2級症状

　さらにシュナイダーは，統合失調症の診断上，特別の意義がある症状のリストを作成した。これらの症状は，彼によって1級症状と呼ばれる。それに対し，2級症状は，より診断的価値の劣るものである。両者の場合とも（▶表3.6）把握される体験様式が重要で，異常表出症状と比べて明らかな診断優位性をもつ。決定的な重みを持つのは1級症状である。「こうした体験様式が異論の余地なく存在し，身体的基礎疾患を見いだし得ない場合，我々は臨床上，謙虚さを持ちつつ統合失調症と呼ぶ」（同116頁）。この箇所で，シュナイダーにとって，統合失調症診断は概念的な取り決め以上でも，以下でもないことが明確となる。述べられるのは，統合失調症とは何か，ではなく，単にどのように診断分類や類型学的分類ができるか，だけである。

50

表 3.6　1 級症状と 2 級症状

1 級症状
- 考想化声
- 言い合う形の幻声
- 自身の行動と共に発言する幻声
- 身体的被影響体験
- 考想奪取およびその他の考想被影響体験
- 考想伝播
- 妄想知覚
- 感情，志向（欲動），意志の領域における他者によるすべてのさせられ体験，被影響体験

2 級症状
- 他の幻覚
- 妄想着想
- 困惑
- 抑うつ気分変調と愉快気分変調
- 患者によって体験される感情貧困化
- 他のいくつかの症状

　ところで，様々な 1 級症状に通底するものは何かという問題がある。これに関して，シュナイダーは共通の構造をもたない諸症状を非体系的に選んだことを認めている。したがって，1 級症状は，統合失調症の特徴的な精神病理学的関連を明確にするためには利用されない。もっとも，いくつかの 1 級症状，すなわち自我障害は，<u>自我−環界−境界の透過性</u>の観点でまとめることができる。ここで，ヤスパースの意味での<u>了解不能</u>で，<u>感情移入不能</u>な体験様式との関連が明らかとなる。

　1 級症状が存在し，身体的基礎疾患が除外される時，取り決めに従い統合失調症と呼ぶことができる。しかし，いつでも 1 級症状に依拠できるわけではなく，しばしば 2 級症状に基づいて，それどころか表出症状に基づき，統合失調症の診断を下さねばならないことをシュナイダーは指摘している。統合失調症とは対照的に，循環病でそのような決定的な症状を述べることはできない。最もそれに近いのは<u>気分変調の生気的性格</u>である。最

後にシュナイダーは，循環性うつ病における妄想主題の選択にも取り組んでいるが，その際，3つの主題を前景としてみる。

● 罪業妄想
● 心気妄想
● 貧困妄想

シュナイダーによれば，これらの妄想型は精神病の直接の症状と解されるべきではなく，ある種のあらかじめ与えられた人生の原不安を表し，それらがうつ病によって単にあらわにされるだけである。「精神・身体・生活上の必要事に関する不安は，人間が持つ不安そのものである」（同122頁）。

　シュナイダーの鑑別類型学では，経過の視点は意味をもたない。「我々にとって，精神医学的診断は根本的に状態像に基づくのであって，経過に基づくのではない」（同81頁）。よって，精神病理学的な記述を行う際にみられるのは，ほとんど横断面の考察のみである。確かにシュナイダーは，循環病と統合失調症に関して，状態－経過－形成と呼んではいる。しかし経過の特徴をさらに明確にしようと試みることはない。そして，統合失調症は予後不良の経過と常に結びつくわけでもない。この意味でも，1級症状には予後との関連性はない。

3.8　欲動と感情の精神病理学についての考察

　シュナイダーは，なお『臨床精神病理学』の補遺として欲動と感情を扱っている。ここでの考察は基本的に1920年に発表された論文を基にしており，同論文でシュナイダーは，自身の哲学の博士論文指導者であるマックス・シェラー（1874-1928）の名を挙げ関連づけながら，情動生活の層形成について検討している（Schneider 1920）。まず4つの感情の「段階」すなわち「層」を挙げる。

- 感覚的感情
- 身体感情と生気的感情
- 心的感情
- 霊的感情

そしてシュナイダーは，シェラーによる概念をうつ病の病像に適用する試みを行っている。シュナイダーにとって，内因性のうつ病は，主に身体感情もしくは生気的感情の障害が特徴的である。それに対し，反応性のうつ病は，主に心的感情の障害によって特徴づけられる。さらに，その論文で示された抑うつ気分変調の分類は，『臨床精神病理学』において発展し，地下抑うつと背景抑うつの概念が導入される。シュナイダーは，一定の規則に従い出現する，正常心理による心的感情の変動を体験の地下と呼ぶ。これと区別されるのは，体験される出来事に関係し，地下とは反対に主観的内省によって接近できる体験の背景である（▶3.5）。このようにして，最終的に4種類の抑うつ気分変調に分類される（▶表3.7）。

表3.7　抑うつ気分変調の分類（イェーガーらによる改変，Jäger et al. 2013）

変調の状態	精神病理学的特徴
反応性の気分変調	何かについての気分変調
背景抑うつ	心的緊張や身体的違和感覚を背景とした，たいてい顕著な易刺激性を伴う反応性の気分変調
地下抑うつ	心的抑うつ感情が自由に浮かび現れること，気分変動
循環病患者の気分変調	頭部，胸部，胃部に限局した生気的気分変調

　シュナイダーは最後に，様々な種類の心的感情を提示している。ここでは，まず状態感情と価値感情に分類する。さらに価値感情は，自己価値感情と他者価値感情に細分される。すべての感情において，正の方向と負の方向が区別される。状態感情の場合，快感情と不快感情に分類され，価値感情の場合，肯定的感情と否定的感情に分類される（▶表3.8）。

第3章　クルト・シュナイダーの臨床精神病理学　53

表3.8　心的感情の概観

感情の種類	正の方向	負の方向
状態感情	快感情：喜び，安楽，軽快，幸福，歓喜，平静，満足，自信	不快感情：悲哀，憂い，不安，恐怖，不愉快，不気味さ，落胆，郷愁，絶望，戦慄，驚愕，立腹，憤怒，激怒，羨望，嫉妬，退屈
自己価値感情	肯定的感情：力，誇り，虚栄心，自己感情，優越感，反抗心	否定的感情：恥，罪悪感情，後悔
他者価値感情	肯定的感情：愛，愛情，信頼，同情，尊敬，関心，同意，感謝，畏敬，賞賛	否定的感情：憎悪，嫌悪，不信，軽蔑，敵意，嘲笑，不同意，憤慨

　シュナイダーは，心的感情に情性の動きという概念を一般的に用いる。しばしば身体的随伴現象と結びつく，程度の著しい，突然に現れる心的感情を情動と呼ぶ。それに対し，気分という概念は，「持続のより長い感情状態であり，必ずしも反応性ではない」と捉えられる（文献4，130頁）。その上で彼は，感情と欲動がどのようにして区別されるかという問題に取り組み，始めから身体感情においても，心的感情においても，厳密な区別は不可能であると断定している。感情はどちらかと言えば，存在することに関係しているのに対し，欲動は存在すべきであることに関係している。ここでシュナイダーは，欲動を身体的欲動と心的欲動とに区別する。

● 身体的欲動の例として摂食欲動と性欲動が挙げられる。また，運動の欲動や睡眠の欲動も，彼にとっては身体的欲動に属する。障害に至ると，異常な空腹や運動性促迫状態のような症状が生じる。

● 心的欲動の例として，自己価値を高めようとする志向が挙げられる。つまり「権力・賞賛・影響力・名誉・富・成功・美しさへの志向，さらには義務遂行・謙虚さ・純粋さ・神聖さへの志向」である（文献4，138頁）。心的欲動の異常は，一方では過大な顕示性を持つ人において，他方では自信欠乏性の良心の人において見られる。

3.9 ヤスパースの精神病理学との関係

主観的精神病理学と1級症状

　シュナイダーは，ヤスパースの『精神病理学総論』の構想と最も近い関係にある精神科医の一人と見なされている。そして『臨床精神病理学』も，ヤスパースの基礎的思考を実地臨床に移す試みであると考えられる。このことは，特に循環病と統合失調症の章で明らかになる。シュナイダーにとって重要である1級症状は，全て主観的症状であり，ヤスパースの了解精神病理学の方法を用いなければ把握できない。この場合ヤスパースによって静的了解もしくは現象学と呼ばれる方法が用いられる。またシュナイダーは，例えば妄想知覚と類パラノイア反応を区別するため発生的了解に立ち返っている。ヤスパースを引き合いに出し，知覚への異常な意味付けが，合理的あるいは情動的に了解可能な動機から導き出されることができない場合に，妄想知覚と呼ぶとしている。ここでの了解可能な感情的契機の例として，不安，不信，猜疑心が挙げられる。「例えば，逮捕されるのではないかという不安の中で生活している人は，階段を昇るあらゆる人の背後に刑事の気配を感じる」（文献4，93頁）。

　1級症状の一部は，ヤスパースの意味での感情移入できない精神生活という症状から，直接導き出される。しかしながら，シュナイダーは1級症状の諸症状の根底には共通するものが何もないことを告白せざるを得なかった。これらの症状のうち一つが出現し，その症状を器質的な基礎疾患に還元できない場合，シュナイダーの定義に従えば，謙虚さを持ちつつ統合失調症といえる。ここでは，どのように一つ一つの症状が継起するのか，そしてどのように互いが関連するのかという事情は意味をなさない。つまりシュナイダーにとって，統合失調症診断はまったくの概念的な取り決めである。そして彼自身も1級症状は，特徴的な精神病理学的関連を述べるために使うことができず，予後の観点においても意義がないとしている。それに対し，ヤスパースは精神病理学的関連を明確にすることを重要視し

た。

身体病の要請と診断図式

シュナイダーは循環病と統合失調症を疾患とみなし，相関する器質的事象を要請している。この要請に対する彼の本質的な論拠は，「生活発展の完結性・意味合法則性・意味連続性」が切断されることである（同9頁）。この考え方は当然，ヤスパースによる病的過程と発展の区別を想起させる（本書22頁も参照）。発展の場合，パーソナリティや人生経過のような要因から症状が導き出されるかどうか，病的過程の場合には全く新しいことの始まりであるかどうかが，極めて重要である。ただしシュナイダーは，ヤスパースとは違い，精神病理学的特徴から身体の水準に関わる事象を推論している。これはヤスパースにとっては考えられないことであったし，身体的先入見に等しいことであった。

また，別の箇所でもシュナイダーはヤスパースと相違している。感情疾患はヤスパースによって感情移入可能と捉えられ，『精神病理学総論』の初版から3版までの診断図式では，変質性精神病の一部に含まれ，病的過程に挙げられていない（本書27頁も参照）。しかし，シュナイダーは統合失調症だけでなく，循環病でも意味合法則性の切断があるとはっきり述べる。したがって，彼は循環病を精神病すなわち疾患の一部とし，心的あり方の異常変種とみなしていない。

類型概念の適用

ヤスパースはマックス・ウェーバーに遡る類型概念を精神病理学に導入した。シュナイダーは『臨床精神病理学』の中で，この方法を繰り返し，例えば循環病と統合失調症の鑑別類型学に，そして精神病質パーソナリティの類型学に適用している。ヤスパースはかつて「小さな範囲の症例にあてはまる精神病の類型的全体像を見出すこと」を求めていた（Jaspers 1913, 263f）（本書26頁も参照）。その際，経過の観点も考慮される必要があった。しかしシュナイダーはこの要求に従ってはいない。彼は，統合失

調症の精神病理学的な亜型の病像を有意義なものと考えていない。また経過の観点も重要ではない。

これとは対照的に，精神病質パーソナリティの領域では細かく区分された類型学を構想している。彼は，本質的な精神病理学的特徴を具体的に示すよう努めている。『臨床精神病理学』のその1章は1923年のモノグラフを基にしており，それをシュナイダーは当時ヤスパースにも送っていた（Schneider 1923）。しかしヤスパースは，1924年のシュナイダーに宛てた手紙の中で，このことに関し，とても控えめだが，懐疑的な意見を述べていた。

「私は，かつて精神病質パーソナリティに関するあなたの著書に目を通しましたが，返事を書こうにも筆がなかなか進みませんでした。それはあまり満足できなかったからです（略）。性格学を用いていますがあまりに型にはまっています，そして全体的な描写ではありますが寄せ集め的で，目新しさはなく，考察・研究とは言えない単なる要約となっています。その中には，満足できる部分も多々あります。しかし，とにかく全体としては—少なくとも私にとっては—不完全で，展望もなく，示唆となることもありません」（Bormuth et al. 2016, 442）。

3.10　シュナイダーの精神病理学の継承

シュナイダーの精神病理学は，まずハンス＝イェルク・ヴァイトブレヒト（1909-1975）とゲルト・フーバー（1921-2012）に受け継がれた。シュナイダーの甥である，ヴァイトブレヒトは特に感情疾患に取り組んだ。中でも抑うつ症候群の分類に尽力した。彼によって生気化された抑うつ反応が記載され，心的反応的に誘発された内因性うつ病と区別された。そして，とりわけ言及する価値があるのは内因－反応性気分変調症の概念であり，その精神病理学的特徴が詳細に述べられる（Weitbrecht 1968）。典型的な特徴は，例えば自律神経障害，無感情，傷つきやすさ，不機嫌な気分変調である。また著明な病感がある。それに対し，罪責観念や罪業観念は

第3章　クルト・シュナイダーの臨床精神病理学　57

欠如している。たいてい，心的あるいは身体的な酷使が先行している。一見矛盾してみえる内因‐反応性気分変調症という呼称について，臨床像は明らかに内因性にみえるが，発生には反応性の要因が大きな役割を果たすことで説明される。統合失調症の領域において，シュナイダーの精神病理学的な方法は，特に弟子であるフーバーに受け継がれた（本書第7章も参照）。

　シュナイダーの精神病理学は，20世紀の臨床精神医学に，他の精神病理学的構想とは比較できないほどの大きな影響を及ぼした。例えば，現代の診断マニュアルの発展も遡れば，シュナイダーの考えに由来があるといえる（Jäger et al. 2007）。1級症状は現在なお，ICD-10の統合失調症の診断基準において重要な意義をもっている（WHO 1994, WHO 1999）。また，シュナイダーは司法精神医学にも長い間，極めて重要な影響を与えてきた。

第4章

精神病理学のチュービンゲン学派

4.1 ロベルト・ガウプのパラノイア学説

　とりわけ20世紀前半において，シュナイダーとヤスパースのハイデルベルク精神病理学に対立したのは，チュービンゲン学派であった（Schott und Tölle 2006）。ロベルト・ガウプが，チュービンゲン学派の始祖と考えられている。ガウプはシュヴァーベンのノイエンブルクで出生した。大学卒業後，ブレスラウ大学のカール・ウェルニッケの下で助手を務めた。ツヴィーファルテンでの上級医，ブレスラウで神経医として独立後，ついにハイデルベルク大学のクレペリンの下に上級医として移り，数年後には彼に同行しミュンヘン大学に転勤となった。ガウプは，最終的には1906年から1936年の退職までチュービンゲン大学神経科病院の教授を務めた。1953年シュトゥットガルトで死去した。

　ガウプやチュービンゲン学派の関心の中心には，パラノイア問題への探究がある。彼の学問上の師の一人である，クレペリン（1856-1926）は自身の教科書の中で，パラノイアを独立した疾患単位として記載し，早発性痴呆すなわち統合失調症と明確に区別した。クレペリンは次のような症例の一群に対し，パラノイアの診断を選択する。「そのような症例では，分別や思考過程の秩序は完全に保たれながら，当初からはっきりと認識できる持続的で揺るぎない妄想体系が形成される」（Kraepelin 1899, 430）。ガウプはすでに1910年に行われた講演の中で，この病像を取り扱っている。

その中で，第一に「温厚で，控えめで，自信に欠け，どちらかといえば心配性で，非常に良心的で，というより小心である」と記述される多くの患者について語っている（Gaupp 1910, 66）。そして，彼はこのような人間の場合，感情負荷されたある出来事の影響の中で，全く潜行性ではあるが次第に強固となる被害妄想へと，どのようにして至るのか詳述している。

　また，シュトゥットガルトのデーガーロッホでの教頭ヴァーグナーの症例が，彼のその後の学問的業績において決定的な役割を果たした（Gaupp 1914a）。エルンスト・ヴァーグナーはデーガーロッホで1913年の9月3日から4日にかけての夜間に，まず，自身の妻と4人の子どもを殺害した。続いて，エンツにあるミュールハウゼンに向かった。そこで，真夜中にいくつかの場所に放火し，ピストルで男性8人と女児1人を射殺した。ガウプは裁判所より精神鑑定医に任命され，鑑定を通し，この症例を徹底的に探究した。ガウプはヴァーグナーについて，長年にわたるパラノイアであったと診断した。そして，デーガーロッホとミュールハウゼンでの犯行を迫害妄想によって説明した。ヴァーグナーは，自身がミュールハウゼンの住民に嘲笑されていると感じていたので，犯行の数年前にはすでに，彼らへの復讐を決心していた。二次鑑定医であるロベルト・ヴォレンベルクは，ガウプの診断的評価を正しいと認めた。このため，ヴァーグナーは刑罰を科せられずに，ヴィンネンデン近郊のヴィネンタールの治療保護施設に収容され，最後はその施設で1938年死去した。

　ガウプにとって，この症例は妄想研究の範例となった。この意味からも，彼はヴァーグナー症例の学問的意義について詳細で根本的な検討を行っている。その際，「ヴァーグナーにおいては，重度の罪業（Schuld）が影響しながら，治癒不能な内面の裂け目を体験する元来の異常パーソナリティの，更なる心理学的発展が重要である」という見解を主張している（Gaupp 1914b, 635）。ガウプによって，ヴァーグナーは残忍な性格としてではなく，敏感で，傷つきやすい性格として記述される。罪業という言葉は，ヴァーグナー症例において，自慰や獣姦の形での性行為に対することを指す。ここで，ガウプは特に感情の重要性を強調する。

「罪業感や自分自身への怒りは，発覚することへの不安と長い期間結びついている。そしてこの感情状態が，早期には（自慰行為の初期には）一時的に出現したにすぎない病的な自己関連づけを，いまや重い持続性の症状として生じさせるのである」（同635）。

つまりガウプは，ヴァーグナーのパラノイアを，すでに元来より奇異であったパーソナリティの心理学的に了解可能な更なる発展とみなしている。「その発展は，個人的体験の影響の下で，外界に対する疎外感の進行へと，世界における立ち位置の移動へと，そして論理的に整合性をもって結び付く妄想形成へと達した」（Gaupp 1920, 312）。すなわち，ガウプは疾患過程ではなく，精神病質パーソナリティの持続性発展から自らの考えを進めている。20年以上後に，彼は再びパラノイアの病像をもつ小学校教師の例を報告した。これにより，彼は自身のこれまでの見解が証明されたと考えている（Gaupp 1947）。ガウプの構想はとりわけ弟子のクレッチマーに継承された。

4.2　エルンスト・クレッチマーの敏感関係妄想の概念

エルンスト・クレッチマーは1888年ハイルブロンのヴュステンロットで生まれる。大学卒業後，1913年からチュービンゲン大学病院のガウプのもとで，まず助手として，後に上級医として勤務した。1926年マールブルク大学に招聘され，1946年まで精神医学講座の教授を務めた。この時点でチュービンゲンからの招聘を受け，そこで1959年の退職まで教授として教室を率いた。クレッチマーは，学問の師であるガウプ同様，最初に妄想研究に取り組んだ。1918年敏感関係妄想についての論文で教授資格を得ることができた。この著作は『敏感関係妄想―パラノイア問題と精神医学的性格研究への寄与』との題で，彼の最も重要な出版物の一つである（Kretschmer 1918）〔邦訳は，切替辰哉訳『新敏感関係妄想』星和書店，文献5とする〕。クレッチマーはまた，その後間もなく出版された『体

格と性格』によって有名となったが、その著書では細長型、肥満型、闘士型という体質類型に分類している（Kretschmer 1921）。

クレッチマーは、妄想問題の探究においてウェルニッケやガウプを引き合いに出す。彼によれば、ウェルニッケは「支配観念による限局性自己精神病」概念でもって、非常に限局的な関係妄想が、時には実際の体験にその起源をもつことを示した（本書74頁も参照）。また、ガウプはパラノイアが一定の性格素質から発展しうることを指摘している。これらの部分にクレッチマーは自身の研究の出発点を見出している。彼は目標について以下のように述べる。

> 「包括的に、性格的基礎の役割および体験作用の役割を両方とも正しく評価し、ことに特殊な厳密に規定された性格形態と特殊な体験形成や体験加工との間に存在する内的連関の精神的法則性をはっきりさせてみようと思う」（文献5, 29頁）。

性格類型と特有な反応形態

クレッチマーは性格について、「その感情および意志面から見た、個々のパーソナリティの総体」であると捉えている（同32頁）。しかしながら、彼にとって様々な性格を明示することが最も重要なわけではない。彼の目的は、むしろ様々な性格類型に関連した反応形態をはっきりさせることである。そのため、クレッチマーはまず「全く一般的な広がりをもつ反応形態」と「一定の性格に特有な反応形態」に区別した（同39頁）。

全く一般的な広がりをもつ反応形態の非常に重要な例として、転轍反応が挙げられる〔転轍とは車両を別の線路に導入するために線路の向きを変えること〕。ここでは、臨床上の用語で「ヒステリー性」と呼ばれている反応形態が引き合いに出される。具体的には、「体験によって呼び起こされた精神運動が、意識的な精神的加工の軌道から『転轍』されて副次的意識〔意識外〕に引き込まれる」反応と理解される（同44頁）。臨床的には、そのような転轍反応は心因性の運動障害や心因性のもうろう状態として強い印象を与える。クレッチマーからすれば、ヒステリー性性格は存在

62

しない。むしろ彼にとっては，性格から独立した反応が重要である。

　これに対し，性格特有な反応形態の例として，クレッチマーは原始反応，発揚性反応とその発展，敏感性反応とその発展，ならびに純粋な無力性反応を挙げる。これらを精神病質性性格の4つの主要群と精神病質的反応形態の5つの主要型に分類した（▶表4.1）。性格特有な反応機構は以下のように記述される。

● 原始反応は外部刺激に対して，直接的で，ほとんど反射的な経過をとる反応である。「体験が精神内部へ入るやいなや，すぐさまある反応の形をとって再び出てくる」（同41頁）。原始反応は様々な性格にみられるが，特に原始性格と結びついている。この言葉は，衝動人もしくは本能的人間のことを指している。直接の原始反応の他に，クレッチマーにより遷延性原始反応が記載され，この場合も同様に強度の感動が体験から反射的に生じるが，その反応は発散してしまうのではなく，持続性の感情緊張状態と感動準備性へと至る。

● 発揚性反応形態は，とりわけ強力性性格もしくは発揚性性格に現れる。クレッチマーはこれらの性格を，倫理的にはっきりと自己規制的というより，むしろ利己主義的な素質のあるものとして記述している。特に，強力性パーソナリティと同時に，無力性の部分と呼ばれる神経質な過敏さが存在する場合に問題となる。発揚性反応とその発展を誘発する体験はこの場合，常に酷似している。

　　「それは無力な個人と全能で強固な社会秩序，あるいは法律の裁定，あるいは軍紀，あるいはまたしばしば世論などとの外的葛藤が主観的に表現されたものである。つまり総体意志による個人意志の暴圧という体験である」（同49頁）。

そのような発揚性反応は被害妄想を伴った闘争精神病にまで広がることがある，また，その場合，訴訟妄想ということもある。例として，ハインリッヒ・フォン・クライストが自身の有名な小説の中で描いたミヒャエル・コールハースの話が引用される。

第4章　精神病理学のチュービンゲン学派　63

●クレッチマーは，発揚性性格や発揚性反応とその発展に，<u>敏感型</u>を対置する。以下は<u>敏感性性格</u>の代表例である。

「気がやさしく，感情細かで，精神の分化したパーソナリティを持つ人々，強度に倫理的色彩をおびた感情世界を持ち，長期にわたるかくれた感動緊張を伴う内的な人々，強度の体験を同化することもまた自由に表現することもできない人々，また内的には強い感情価値を持ちながら外的態度は何か不確かで不自由にみえる人々」（同60頁）。

発揚性性格とは対照的に，敏感性性格は特別な感動を伴う出来事の後，うっ積した感情緊張を発散させることはできない。むしろ感情緊張の<u>抑留</u>へと至ることが多く，その緊張は後に類似した無害な第二の出来事の際に再びあふれ出し，さらに増大していく。クレッチマーはこれに関連し，<u>転化された二次体験</u>についても言及している。つまり発揚性過程においては<u>直線的経過</u>をとるのに対し，敏感性の発展は，<u>折れ曲がった線</u>を描くことが多い。

●最後にクレッチマーは<u>純粋な無力性性格</u>を挙げ，次のような言葉で記述している。「あの極度に心情がやわらかで，意志が弱く，防ぐすべをもたないような人たちがいる。彼らは人生では苦悩するだけで，それに立ち向かうことができない」（同61頁）。<u>純粋な無力性反応</u>は，臨床的に神経質，疲れやすさ，刺激に対する敏感さの症状が主な特徴である反応性抑うつとして強い印象を与えることが多い。

表4.1　性格類型と精神病質的反応形態

精神病質性性格	選択されやすい反応形態
－	転轍反応
原始性性格	原始反応
発揚性性格	発揚性反応とその発展
敏感性性格	敏感性反応とその発展
純粋な無力性性格	純粋な無力性反応

反応性の妄想形成と敏感関係妄想

クレッチマーはこれまで述べてきた性格特有の反応機構が，最終的にどのように妄想の発展に到達するのかをはっきり示そうとした。すでに挙げられた区分に従い精神病質性・反応性妄想形成の三群に分類した。

- 原始性群
- 発揚性群
- 敏感性群

特に，クレッチマーは敏感性群と，そこから発展する敏感関係妄想を取り上げている。この妄想は，彼にとって「病理学，症状学，経過形態から見てはっきり特徴づけられる」独立した疾患群である（同235頁）。これらの特徴は，臨床例を手がかりに，具体的に形づくられたものである（▶表4.2）。病因は多因子と考えられる。その一つとして，顕著な易疲労性を特徴とする精神病質性体質の基礎となる遺伝的因子が重要な役割をもつ。この体質を基盤として，心理的・反応的に妄想形成に至る。この場合に性格，体験，環境が重要な意味をもつ。通常，無力性要素を主とした敏感性性格類型が重要となる。成立発展には，とりわけ恥ずべき不完全さの体験が重要で，性倫理葛藤が中心問題となることが多い。そのようなものとして老嬢の色情関係妄想や自涜妄想（Masturbantenwahn）が記載される。これに関連して，クレッチマーは，ガウプが記述した教頭ヴァーグナーの症例を引用している（Gaupp 1914a）。また職業生活における葛藤によっても敏感関係妄想の発展へと至ることがある。つまり環境が，妄想形成の発展に，時として本質的な関与をする。

妄想の成立には多次元の事象が重要であり，中でも性格，体験，環境の病因的3要素が重要な位置を占める（▶図4.1）。敏感関係妄想の症状学は，クレッチマーによれば「性格，体験保持，疲労という病原学的主要因子を明らかにすることによって」形成される（文献5，239頁）。しばし

表 4.2　敏感関係妄想の概念

病理学
- 基礎としての遺伝的要因
- 生物学的体質の重要な特徴としての易疲労性
- 性格，体験，環境の3要素によって特徴づけられる心理的・反応的発生様式
- 本質的要素としての敏感性性格（情性の柔らかさ，弱さ，繊細な傷つきやすさ，野心，我意）
- 保持機構およびそれに続く転化
- 共同決定力を持つ原因としての環境作用

症状学
- 病因となる体験の周囲における表象内容と感動状態の集中化
- 敏感性性格の特性の作用が亢進したものとしての症状
- 神経衰弱性の疲労症状による頻繁な上塗り

経　過
- 活発な心理的反応性
- 純粋な比較的軽い症例の治癒傾向
- 重症例においてもパーソナリティの完全な維持

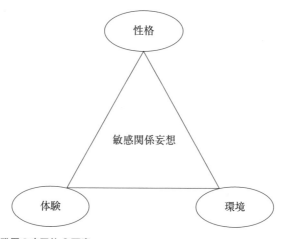

図 4.1　妄想発展の病因的 3 要素

ば，著しい疲労が認められる。予後はむしろ良好であると考えられており，治癒の可能性があることも確かである。パーソナリティは重症の場合

でも維持される。

多次元評価の意義

　敏感関係妄想の論述を通して，クレッチマーが多次元的な見方を求めて
いかに努力をしてきたかが明らかとなった。この要求はまたパラノイア問
題に関する別の論文でも繰り返される（Kretschmer 1950）〔邦訳は湯沢
千尋訳『精神医学論集 1914-1962』みすず書房に所収，文献6とする〕。

> 「この領域の中心問題は，全体像の中に入りこむあらゆる原因成分とそれら相互
> の力動関係について，多次元診断の意味で深部に迫る構造分析によって初めて明
> らかになる」（文献6，120頁）。

しかし，この見方は反応性に発生する妄想型に限定されるのではなく，他
の疾患像にも拡大される。実際クレッチマーにとっては，反応性の妄想発
展から統合失調症性精神病への移行はありうることである。「反応性精神
病が精神の均衡をある程度動揺させ，〔病的〕過程の成立を可能ならしめ
るということで両者が因果的に前後して接続することはありうる」（文献
5，275頁）。しかし，彼は，「一人の人間の同一素質が，その心理的側面
からは反応性・精神病質性罹患へ，その生物的側面からは過程性罹患へ向
かう傾向があることによって，因果的に併存しての接続」も起こりうると
考えた（同275頁）。この意味から彼もまた，ガウプにより提起された，
「発病前の性格は，過程の場合に，病像の形態成立にとって」重要である
のか，そして様々な性格類型は過程性疾患にどの程度素質として関与して
いるのかという問題について自問することとなる（同276頁）。

　クレッチマーにすれば，精神反応性発展と統合失調症性過程のどちらで
あるのかという問いは本質的な問題を見落とすことになる。かわりに彼は
次のような問いを要請する。「このパーソナリティ的姿勢の変化について
内因因子と心因因子の関与分はそれぞれどの位か？」（文献6，120頁）。
そして彼は影響を及ぼす心理学的要因と生物学的要因の交互作用を繰り返
し強調する。「内因性力場と精神反応性力場との絡み合いの様子はパラノ

イア者の生活発展について研究するのが一番よい」（同 122 頁）。

4.3　ハイデルベルク精神病理学とチュービンゲン精神病理学の違い

　ガウプとクレッチマーのパラノイア学説は，反応やパーソナリティ発展に限定すれば，ヤスパースの見解と一致する。これに対し，チュービンゲン学派の思考，特に多次元的方法を統合失調症性過程にまで拡大して適用すると，ハイデルベルク精神病理学との対立は明らかである。つまり，ヤスパースやシュナイダーは病的過程もしくは内因性精神病を一方とし，発展もしくは異常体験反応を他方として明瞭な区別を行っている。そしてヤスパースは『精神病理学総論』の第 4 版で，クレッチマーの場合，パーソナリティと過程精神病との間にある底知れぬ差異が考慮されていないと批判する。この意味からすると，ヤスパースにとっても，シュナイダーにとっても，独立した疾患単位としてのパラノイアは不要なものである。当時，ネッカー川上流（チュービンゲン）と下流（ハイデルベルク）の間には橋渡しできない対立があったと伝えられている（Schott und Tölle 2006）。

　たとえヤスパースが説明の方法も了解の方法も共に重要な意義を持つ方法的多元論を支持しているとはいえ，この両通路は本質的に接続されずに並走している。シュナイダーの『臨床精神病理学』では，この二元論はさらに顕著である。それに対し，チュービンゲン学派では多次元的方法を用いて，方法に関する諸通路への架橋を試みている。

4.4　チュービンゲン学派の継承

　ガウプとクレッチマーの構想は，今日まで著しい影響力をもっている。まず，クレッチマーの弟子であったクラウス・コンラートの論文が挙げられる。しかし，コンラートは本質的にはゲシュタルト心理学の考え方に基づいており，この点で師であるクレッチマーとの違いははっきりしている

（本書第6章も参照）。

　精神病理学のチュービンゲン学派を有名にした多次元性という方法は，20世紀の精神医学の重要な発展に大きく貢献している。例として，医学全般の理論的枠組みと考えることのできるジョージ・エンゲルの生物・心理・社会モデルが挙げられる（Engel 1977）。また，ジョセフ・ズビンとボニー・スプリングにより提唱された脆弱性ストレスモデルについても同様のことがいえる（Zubin und Spring 1977）。これらは，たとえクレッチマーやガウプの名を明示していないにせよ，チュービンゲン精神病理学との明らかな類似性がある。

　最後に，チュービンゲン大学病院の多次元的方法が，長い時を経て，今日まで継承されているのは特筆すべきことである。例として，1974年から1990年まで同講座の教授であったハンス・ハイマン（1922-2006）の名が挙げられる（Bormuth und Schneider 2013）。現在チュービンゲン大学の主導で行われている計画において，例えば統合失調症性精神病の持続性の陽性症状に対する精神療法を研究し，認知行動療法の効果を調査する（Klingberg et al. 2010）時，ガウプとクレッチマーの伝統は受け継がれているといえる。

第5章

ウェルニッケ‐クライスト‐レオンハルト学派

5.1　カール・ウェルニッケの精神病理学的構想

　ドイツ精神医学においてウェルニッケ‐クライスト‐レオンハルト学派は全く独自の道を歩んでいる。ヤスパースやシュナイダーの意味でのハイデルベルク精神病理学とも一目で分かる違いが生じた。しかし，チュービンゲン学派の精神病理学との対立はさらに顕著であるように思われる。カール・ウェルニッケはオーバーシュレジエンのタルノヴィッツに1848年に生まれた。彼はまず，ブレスラウ，ウィーン，ベルリンで，特にテオドア・マイネルト（1833-1892）やカール・ヴェストファール（1833-1890）の下で仕事をした。1885年にブレスラウ大学へ招聘され，1904年にはハレ大学の招聘に応じた。交通事故の約半年後の1905年に死去した。

　ウェルニッケの精神病理学的構想は，彼独自の業績によって重要な貢献をした失語のモデル概念から始まる。わずか26歳で『失語症候群，解剖学的基盤に立つ心理学的研究』というモノグラフを出版した（Wernicke 1874）。彼は，言語理解の障害を特徴とし，側頭葉後部の病変に伴い現れる失語の一種を記載した。それにより言語の理解を一定の脳領域に局在化することに成功した。以前ポール・ブローカ（1824-1880）により記載された言語表現を損なう障害は運動性失語と呼ばれたのに対し，ウェルニッケにより明らかにされた言語障害は感覚性失語と名づけられた。ウェルニッケが運動性言語中枢と感覚性言語中枢との間に連合線維による接続を想

定した結果，感覚性入力と運動性出力を伴う一種の反射弓が成立した。このモデルはいくつかの変更があったが，原則的には今日もなお通用している。

精神的反射弓モデル

　ウェルニッケは，失語症を基に発展させた脳の言語処理のモデルを，あらゆる精神機能に転用し，自身の精神病理学的方法の基礎とするよう試みている。彼の構想は，1900年初版の『精神医学概説』という著作の中で発表されるが，同書は41の臨床講義を基にしている（Wernicke 1906）。ウェルニッケは，精神病理学的症状を脳の性質または大脳皮質の性質から導き出すという目的を明確に述べている。彼はこの目的のために精神的反射弓モデルを構想する（▶図5.1）。まず，2つの異なる投射野である，感覚性投射野（s: sensorisches Projektionsfeld）と運動性投射野（m: motorisches Projektionsfeld）を前提とする。両投射野は互いに，連合線維で接続されている。さらにウェルニッケは，概念中枢という構成概念を導入し，その概念を出発表象（A: Ausgangsvorstellung）と目的表象（Z: Zielvorstellung）に区分している。よって，このモデルには3つの連合路

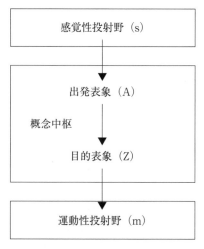

図5.1　精神的反射弓モデル

（sA, AZ, Zm）があり，一種の精神的反射弓を形成している。のちにヤスパースも客観的精神病理学の章で，このモデルを引用している（本書13頁も参照）。

　ウェルニッケは精神疾患を連合器官の疾患とみなし，具体的に様々な連合路の弛緩すなわち連絡分離の仮説を定式化している。3つの連合路それぞれが，3種類の「連絡分離」つまり機能亢進，機能喪失，錯機能の形で障害されうる。このようにして連合器官の機能的障害に関し，3×3通りの可能性が作り出される（▶表5.1）。したがって，ウェルニッケは異なる精神疾患がそれぞれ特定の大脳経路の障害に対応することを要請する。ここでは，病因論や神経病理学はどちらかといえば副次的な役割である。むしろ，仮説や推論にとどまることが多いにせよ，機能障害の局在が決定的なものとしてみなされる。

表5.1　精神的反射弓の経路とその障害

連合線維の経路	起こりうる障害
精神感覚性経路（s-A）	感覚喪失 感覚過敏 異常知覚
精神内部経路（A-Z）	機能喪失 機能亢進 錯機能
精神運動性経路（Z-m）	無動 運動過多 錯動（運動錯誤）

　精神的反射弓モデルは，ウェルニッケにとって意識活動の基本的な図式となる。彼は反射弓（s-A-Z-m）の結果，つまり運動性出力を研究することが極めて重要であると考えている。「精神医学の臨床的方法とは，最終結果に至るまでの過程を推論するため，その結果を研究することである」（Wernicke 1906, 16）。この意味で，運動はウェルニッケにとって重要な意味をもつ。ここでは3種類が区別される。

- **表出運動**とは「それによって人間の情動や感情状態が明らかになる」運動のことをいう（同15）。例えば笑い，泣くこと，身振りなどが，ここに属する。
- **反応運動**について，「現在の外部刺激によって生じた」運動表現であると述べている（同15）。例として質問に対する返答や身体欲求を満足させるための運動が挙げられる。
- 最後に**自発運動**は「現在の外部刺激から引き起こされるのではなく，自身の欲動から生じる」運動である（同16）。

さらにウェルニッケは，感覚性入力に基づいた様々な意識内容の分類を試みている（▶表5.2）。ここでは，主に感覚現象を基礎とする一種の記憶心像が重要である（訳注3）。

表5.2　意識内容の分類

意識領域	その内容
自己精神	パーソナリティについての表象
身体精神	自己の身体についての表象
外界精神	外界についての表象

　ウェルニッケは，自ら行った分類を基に，精神病理学的症候学の全体を一貫した形で導き出そうとする。ここで基本症状の概念が決定的な意味をもつ。基本症状は，連絡分離によって生じた様々な連合路の障害として直接把握できる。その後，この基本症状は心的機構によってさらに加工され，結果として臨床的な病像が成立する（▶図5.2）。これらは後にヤスパースが病気に対する患者の態度で行った，一次的な症状と二次的な症状の区別を想起させる（本書20頁も参照）。ウェルニッケにとって説明妄想が重要であり，それを用いて患者は基本症状として現れる多様な現象を説明しようとする。そのような説明妄想が，自己精神，身体精神および外界

精神の各領域で現われる。

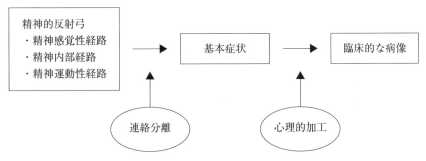

図 5.2　カール・ウェルニッケにおける疾患モデル

精神病理学的症状の分類への適用

　ウェルニッケの精神病理学による症候学の体系は，当時の他の構想からはっきりと区別される。特に，今日においてもなお精神障害分類の重要な基礎であるクレペリンの疾病分類学との著しい違いが目に付く。ウェルニッケの場合，クレペリンとは違い，疾病学説全体が機能系の障害のモデルから構築される。こうして，まず機能系ごとに異なる基本症状が導き出される（▶表 5.3）。

表 5.3　連合路とその障害による基本症状

障害される連合路	基本症状の例
精神感覚性経路	幻覚（特に幻声），錯覚，関係妄想
精神内部経路	自生観念（自分にとって異質と感じられる考えが浮かんでくること）
精神運動性経路	運動性症状

　基本症状は，さらに別の症状に加工されるが，その際に説明妄想が重要な役割を果たす。例えば，考想化声は自生思考の出現に対する説明妄想として捉えることができる。また，説明妄想は運動性の基本症状から生じる

ことがある。無動状態の後の運動能力の回復は，ウェルニッケによって宗教的観念と結び付けられることが多い。

　自生観念との関連で，ウェルニッケは支配観念〔優格観念〕の概念を導入しており，その概念を数年後にはヤスパース（本書21頁も参照）も，そしてクレッチマー（本書61頁も参照）もウェルニッケの名を挙げ引用している。ウェルニッケによれば，この概念は「特別に強調された感情を伴う体験の想起や，その体験が組み合わさったものの想起」を指すとしている（Wernicke 1906, 142）。自生観念とは逆に，支配観念は患者にとって異質なものとは感じられない。「病者は，支配観念を全く自分自身の存在の表現とみなし，その観念を求める戦いの中で，まさに自身のパーソナリティを賭け，戦うのである」（同141）。

　ウェルニッケにおける具体的な精神病の分類は，今日では歴史的な意味があるのみである。最初に急性精神病と慢性精神病を区別する。

● 慢性精神病は，意識内容の病的な変化として特徴づけられ，その変化は，一部は過ぎ去った精神病後の残遺として，また一部は，その慢性精神病に対応した内容において把握される。ウェルニッケは，変化した意識内容の種類に応じて，外界精神病，身体精神病，自己精神病に区分している。

● それに対し，急性精神病は急性に出現する症状への反応とみなされる困惑症状を特徴とする。慢性精神病と同様に，変化した意識内容に従い分類される。さらには障害される連合路に基づいた分類が行われる。すなわち，不安精神病の場合は主として精神感覚性経路が，運動精神病の場合には主に精神運動性経路が障害される。それに対し，躁病やうつ病の根底には精神内部経路の機能亢進もしくは機能低下がある。

ウェルニッケの構想は本質として，特定の神経機能系の特異的な障害という考えに基づくことを今一度強調することは重要である。つまり彼にすれば，障害される機能系（Funktionelles System）の種類と脳におけるその

第5章　ウェルニッケ−クライスト−レオンハルト学派　75

部位の特定が，精神病理学的な諸症状に決定的な要素となる。それに対し，病因・病理はむしろ副次的な役割である。これらは当然，そのつど同一の病因，同一の神経病理，同一の臨床症状をもつ疾患単位の存在を要請したクレペリンの疾患モデルと著しい対照をなしている。

5.2　カール・クライストの脳病理学

　ウェルニッケの早逝後，彼の方法は主にカール・クライストに受け継がれた。彼は1879年エルザスのミュールハウゼンで出生した。まず，ハレ大学で助手として勤務し，そこでウェルニッケとの交流があった。その後エアランゲンへと転勤となった。1916年にはロストック大学からの招聘があり，1920年にはついにフランクフルト（・アム・マイン）大学に正教授として招聘された。フランクフルト大学病院の教授を1950年まで務めた。彼は1960年フランクフルトで死去した。

　クライストは，ウェルニッケによる，脳における心的機能の局在という考え方をさらに拡大充実させた。その際，彼はとりわけ精神運動性の障害を研究した。第一次世界大戦中に野戦病院の軍医として，脳損傷の患者に関して積んだ経験が，彼の学問的な構想に重要な役割を果たした。1934年に出版された『脳病理学』という著作の中で，これは『1914-1918世界大戦における医師の経験のハンドブック』への寄稿論文であったが，人間の脳の詳細な構造設計や機能設計を構想した（Kleist 1934）。これには特に，それぞれ大脳皮質の内側外側面の図の形での構造を基盤に，今日までよく知られる大脳皮質の機能局在の図式が含まれている。クライストは，ウェルニッケの概念を想起させる「自我−意識」の3段の構造を前提とする。しかしウェルニッケと異なり，クライストは推論にとどまるが脳解剖学的な局在を求めようとしている。

●身体精神（「身体−自我」）
●感情精神（「感情−自我」）

●自己精神（「自己 - 自我」）

またクライストは，自身の述べた脳解剖学的なモデル概念に基づき，精神疾患の体系を定式化しようとする。その際，彼は統合失調症を，例えばフリードライヒ運動失調症のような神経学的遺伝性変性症に類似した変性性の系統疾患と考える。それぞれ特定の精神病理学的症状をもつ多様な病型は，脳においてそれぞれ異なる系統が障害されることで成立する（Kleist 1925）。彼は統合失調症から非定型精神病もしくは周辺精神病を分離し，病相性の経過を根拠として，躁うつ病の近縁に位置付けている。したがってクライストは，ウェルニッケによる精神病理学的な分類とクレペリンの経過重視の考え方との関連づけを試みている。この非定型精神病はクライストにより，当初は自生的変質性精神病，後に類循環性精神病と呼ばれることになる（Kleist 1925）。模範とするのは，特にウェルニッケの不安精神病と自生観念による誇大性自己精神病である（Wernicke 1906）。最後に，クライストは精神病の分類図式を構想し（▶表5.4），その際，詳細な特定は行っていないが障害される心的部位を出発点に論を進めている（Kleist 1928）。

5.3 カール・レオンハルトの精神病理学的構想

　ウェルニッケやクライストの方法には歴史としての意義が与えられているのに対し，カール・レオンハルトの構想は今日なお意義が認められる。このことは，特に彼の展開した内因性精神病の分類と先鋭的パーソナリティ（Akzentuierte Persönlichkeiten）の類型学についていえる。

　レオンハルトは1904年バイエルン州オーバープファルツのエーデルスフェルトで生まれた。彼は，まずエアランゲン大学の神経科病院で医員となった後，オーバーバイエルンのガーベルゼーの治療保護施設に勤務した。1936年彼は上級医として，クライストのフランクフルト（・アム・マイン）大学へと転勤した。1954年エールフルト大学に精神医学と神経

第 5 章　ウェルニッケ–クライスト–レオンハルト学派　77

表 5.4　カール・クライストによる精神病の分類

主なグループ	下位形態
感情疾患	躁病とうつ病
錯乱精神病	錯乱性興奮と昏迷
運動精神病	多動性の運動精神病と無動性の運動精神病
自我精神病	誇大性作話症と心気症
共同体精神病	誇大性啓示精神病と迫害性幻覚症
	誇大的パラノイアと迫害的パラノイア
関係精神病および既知精神病	関係精神病と疎外精神病
	既視感を伴う例外状態と困惑を伴う例外状態
意識精神病	痙攣持続状態を伴うてんかん
	挿間性もうろう状態
	挿間性睡眠状態
意志精神病	挿間性衝動的不機嫌
	強迫精神病

学の正教授として招聘された。1957 年ベルリン大学精神病院（シャリテ）からの招聘を受け，1969 年まで教授を務めた。レオンハルトは 1988 年ベルリンにて死去した。

　レオンハルトの教授資格取得論文は『欠陥性統合失調症の疾患像』という題である。ここで彼は慢性の統合失調症を研究課題とし，統合失調症性疾患の終末段階においては多様な病型が明瞭に区別されるという見解を主張する。その際，様々な種類の統合失調症をそれぞれ異なる神経系の疾患であるとしたウェルニッケやクライストの考えを拠り所としている。1948 年に教科書として『精神医学の基礎』を出版し，その中で彼のこれまでの考え方を要約する（Leonhard 1948）。同書においてすでに内因性精神病や精神病質の明瞭な区分が見いだされる。前者の区分は 1957 年に出版された著作である『内因性精神病の分類』の中で更に発展した。おそらく，この著作がレオンハルトの最も有名な著作である。ここでは，内因性精神病が数多くの下位病型に分類され，ウェルニッケやクライストからの伝統で，異なる機能系の障害とみなされている。後にレオンハルトは一つ一つ

の病型に対し，異なる病因論的要素を提示するという目標を追求した。この意味で，書名は6版より『内因性精神病とその鑑別病因論』に変更された（Leonhard 2003）〔邦訳は福田哲雄・岩波明・林拓二監訳『内因性精神病の分類』医学書院，文献7とする〕。レオンハルトのその他の代表作に『生物学的心理学』（Leonhard 1972）や『先鋭的パーソナリティ』（Leonhard 2000）がある。

レオンハルトにおける心理学的基本前提

1961年に初版が出た著作『生物学的心理学』において，レオンハルトは人間の体験や行動の生物学的基盤を示すことに努めた（Leonhard 1972）。著作の前半はとりわけ感情を取り扱い，後半は思考が中心となる。人間の感情に関して，レオンハルトは層の形成から出発しているが，マックス・シェラーの構想と異なることを明示しており，よって暗示的にクルト・シュナイダーの感情学説（本書51頁も参照）からも区別されることになる（▶表5.5）。レオンハルトは特にその誘因によって分類される五種類の感情を挙げている。

- 感覚感情は直接，一つ一つの知覚によって引き起こされる。
- 本能感情も感覚印象に由来するものであるが，個々の知覚ではなく体験全体が決定的な意味をもつ。
- 欲動感情はそれに対し，内部の身体的状態によって呼び起こされる。
- 連合感情は思考内容の結合あるいは遮断によって生じる。結合は快感情をもたらすのに対し，遮断は不快感情をもたらす。
- 間接感情の概念は理解するのがより難しい。この考えの出発点にあるのは，全ての感情は想起の形で再現することができるという事実である。レオンハルトはここで，「直接発生するのではなく，判断行為を通して元々の感情から生み出される」という理由から，間接感情もしくは判断感情と呼んでいる（同198）。例えば，期待と不安で心が定まらず，このような肯定的感情と否定的感情の交互作用を基に，増幅された快ある

いは不快に達することがある。

表5.5　カール・レオンハルトによる感情の諸段階

感　情	その誘因	例
欲動感情	身体の代謝変化	胸苦，悪寒，熱感，渇き，空腹，悪心，疲労，退屈，性的抑制，性的興奮
感覚感情	感覚知覚	搔痒感，痛覚，温覚，冷覚
本能感情	知覚複合体または体験複合体	嫌悪，吸引の喜び，食事の喜び，恐怖，所有の喜び，自負，憎悪 同情，共に喜ぶこと，成功の喜び，好意，反感，憤慨，羞恥，伝達の喜び 性的に注目することの快感情，性的に誘惑することの快感情，性的支配の快感情，性的従属の快感情，性的に興奮しあうことの快感情
連合感情	思考の過程	結合の快感情 遮断の不快感情
間接感情	肯定的感情と否定的感情の交代	肯定の判断感情 否定の判断感情

　さらに，レオンハルトは欲動や本能についても取り組んでいる。彼は，両概念がしばしば同義的に用いられるが，誘因に基づいて区別されることを指摘する。欲動において誘因は身体状態であるのに対し，本能では誘因は一つ一つの感覚印象に基づいた複合的な知覚形態と体験形態である。レオンハルトは人間の多様な欲動や本能を明らかにする試みを行っている（▶表5.6）。特殊な例として性欲動と性本能がある〔性については欲動と本能が密接に関連しており区別できない〕。

　『生物学的心理学』の後半の重点は人間の思考への取り組みにある。レオンハルトは，特に思考において現われる力を性格づけようとしている（▶表5.7）。知性力，意志力，感情力が区別される。そして，これらは様々な下位形態に分類され，そこでは常に2つの対立する力が一組となって存在する。

表 5.6　人間の欲動と本能の概観

欲　動
- 空気への飢え
- 温暖欲求
- 冷却欲求
- 水分欲求
- 食物への飢え
- 摂生欲求
- 休息欲求
- 体験欲求
- 性欲動
- 性的禁欲

本　能
- 生命維持本能（嫌悪本能，吸引本能，口唇本能，恐怖本能）
- 利己的本能（所有本能，権力本能，闘争本能）
- 愛他的本能（援助本能，幸福本能，保護本能）
- 集団本能（交際本能，離別本能）
- 共同体本能（権利本能，順応本能，伝達本能）
- 性的本能（注目本能，誘惑本能，支配本能，従属本能，共に興奮する本能）

内因性精神病の分類

　『内因性精神病の分類』（Leonhard 2003 文献7）は今述べた基本的な心理学的構想と密接な関係にある（Leonhard 1970）。レオンハルトは，内因性精神病の分類（▶表 5.8）では，特に彼自身や共同研究者の行った経過研究や家族研究に依拠している。ここでは基本的に4つのグループに大別される。

- 病相性精神病は感情疾患を指す。ここでレオンハルトは単極性に経過する病型と双極性に経過する病型を一貫して区別した。通常，個々の病相間は，症状の完全な治癒に至るので，病相性精神病は基本的に良好な予後と結びつく。
- ウェルニッケやクライストの先行する考察に基づき，レオンハルトは類

表5.7　思考や行動における生物学的力

領　域	力	解　説
知性力	関係づけの正の判断力	連合するものを強調する
	関係づけの負の判断力	連合しないものを抑制する
	区別の正の判断力	区別を強調する
	区別の負の判断力	共通なものを抑制する
意志力	挿入の意志力	論理的重点を取り上げる
	切断の意志力	思考過程を遮断する
	選択の正の意志力	根底の感情に基づく本質的思考を選択する
	選択の負の意志力	根底の感情に基づく本質的思考を抑制する
	緊張の意志力	感情的緊張を作り出す
	緊張緩和の意志力	感情的平穏状態を生み出す
	遮断の意志力	運動経過を遮断する
	開通の意志力	運動経過を開通させる
感情力	意識狭窄の感情力	快感情の場合に意識を狭窄させる
	意識拡大の感情力	不快感情の場合に意識を拡大させる
	正の感情媒介力	判断感情が正の媒介を行う
	負の感情媒介力	判断感情が負の媒介を行う

　循環性精神病において独立した疾患グループを構想した。これは，著しく急速に進行する精神病症状によって特徴づけられるが，欠陥（Defekt）症状なく完治する良好な経過を示す。類循環性精神病は，ほとんど常に精神病理学的な横断面の症状に基づいて統合失調症と区別できるというのがレオンハルトの考えである。これに対し，統合失調症は欠陥を形成する病型をとり，絶えず予後不良の経過と結びつく。

● 非系統性統合失調症は急性の発病と繰り返す寛解によって特徴づけられる。しかし類循環性精神病とは異なり，最終的にかなり独特の残遺状態へと至る。

● 系統性統合失調症はそれに対して，潜行性の発病，慢性に進行する経過ならびに重度の残遺状態を特徴としてもつ。

　レオンハルトは，個々の疾患像を精神病理学的記述や症例提示を用いて解

説している。それぞれ特有の症状に基づいて，すでに発病時期に診断分類を行っている。さらに個々の病型は非常に特徴的な経過を示すために，診断することと予後を述べることは絶えず関連をもつ。

表5.8　レオンハルトにおける内因性精神病の分類

病相性精神病
- 躁うつ病
- 純粋メランコリーと純粋躁病
- 純粋うつ病（焦燥性，心気性，自責性，猜疑性，不関性）と純粋多幸症（非産出性，心気性，昂揚性，作話性，不関性）

類循環性精神病
- 不安 - 恍惚性精神病
- 興奮 - 制止性錯乱精神病
- 多動 - 無動性運動精神病

非系統性統合失調症
- 感情負荷パラフレニー
- カタファジー（スキゾファジー）
- 周期性緊張病

系統性統合失調症
- 単一型系統性緊張病（錯動性，衒奇性，向動性，拒絶性，即答性，渋言性）
- 単一型系統性破瓜病（児戯性，奇矯性，平板性，自閉性）
- 単一型系統性パラフレニー（心気性，音素性，散乱性，夢想性，作話性，誇大性）
- 複合型系統性統合失調症

　レオンハルトはウェルニッケやクライストからの伝統で，それぞれの疾患像が特定の機能系の障害に基づくことを前提とする。彼は，気分の落ち込み，精神運動性の制止，思考制止の主症状をもつ純粋メランコリーを，交感神経性の自律神経系の優位によるものとする。これに対し，気分の高揚，観念奔逸，精神運動性興奮を主症状とする純粋躁病は，副交感神経の過活動と関連づけられる（Leonhard 1970）。

病相性精神病の領域の中で，特に純粋うつ病と純粋多幸症が概念として興味深い。レオンハルトは純粋メランコリーと純粋躁病を感情だけではなく，思考と意欲も障害される疾患とみなすのに対し，純粋うつ病と純粋多

幸症は独立した感情の疾患を意味している。ここで出現する特徴的な精神病理学的症状は，特定の感情層における特有の障害によってそれぞれ導き出される（▶表5.9）。5つの感情段階のそれぞれが，うつ病性の障害や多幸症性の障害の形で変化をうける。レオンハルトによれば，躁うつ病の場合は，変動する状態像の中で様々な感情層が障害され，しばしば<u>混合状態</u>または<u>部分状態</u>へと至る。

表5.9　純粋うつ病と純粋多幸症

純粋うつ病	純粋多幸症	障害される感情段階
焦燥性うつ病 不安の調子を帯び，苦悩に満ちたうつ状態，不穏，焦燥	非産出性多幸症 動機のない上機嫌，幸福な満足感	欲動感情
心気性うつ病 身体的な感覚錯誤，疎隔体験	心気性多幸症 身体的感覚錯誤，高揚した気分の状態	感覚感情
自責性うつ病 自己非難，自己無価値観，患者自身や家族についての不安	昂揚性多幸症 自我の高まりと他人の幸せについての観念，熱狂，恍惚	本能感情
猜疑性うつ病 抑うつ的内容の関係念慮，抑うつ的で不安な気分	作話性多幸症 高揚した気分状態の際の空想的な話	連合感情
不関性うつ病 主観的に落ち込んだ気分，離人症体験	不関性多幸症 高揚気分の際の感情と意志の低下	間接感情

　レオンハルトにおいては，より良好な経過のため，統合失調症とは一貫して区別される<u>類循環性精神病</u>が重要な役割を占める。この疾患は，機能的な観点で<u>非系統性統合失調症</u>との著しい類似性を示す。類循環性精神病の3型のそれぞれが，非系統性分裂病の病型に対応し，感情領域，思考領域および精神運動領域における疾患対が列挙される（▶表5.10）。これらは，ウェルニッケによる精神感覚性連合路，精神内部性連合路，精神運動性連合路の区別を想起させる（本書71頁も参照）。類循環性精神病の場

84

合，機能は単に機能亢進あるいは機能低下という意味で，徐々に障害されるのに対し，非系統性統合失調症では錯機能が存在する。このことは特に運動精神病と周期性緊張病を区別する際に明らかとなる。運動精神病は多動や無動で特徴づけられ，すなわち精神運動の量的障害があるのに対し，周期性緊張病では錯動つまり質的な変化へと至る。「このため，周期性緊張病は破壊的過程を示しうる。これは，他の点で似ているにもかかわらず，運動精神病にはみられないものである」（文献7，87頁）。

表5.10　類循環性精神病と非系統性統合失調症

障害される機能系	類循環性精神病	非系統性統合失調症
感情	不安 - 恍惚性精神病	感情負荷パラフレニー
思考	興奮 - 制止性錯乱精神病	カタファジー
精神運動	多動 - 無動性運動精神病	周期性緊張病

　レオンハルトによって，系統性統合失調症は，症状形の鮮明さを特徴にもつ系統性の疾患と考えられている。この症状形の鮮明さは特に，疾患の終末段階に現れるが，病初期にも多くの副次的症状が存在する。

　　「不安や多幸の色彩を帯びた気分変調状態，自己関係づけ，幻覚は，統合失調症の全ての病型の発症を特徴づけ，病的過程発生が非特異的に作用することの現れである。また精神疾患の始まりは主観的に知覚されるため，心理学的に了解可能な反応も重要となる。世界没落体験もこのような反応の一つである。いずれの系統性統合失調症も，主にパーソナリティを侵害していく。病初期にはまだ保持されているパーソナリティが，様々な方法，特に気分変調や自身による状況の解釈でもって，病的な始まりに反応したとしても驚くべきことではない」（Leonhard 2003, 120）。

レオンハルトは緊張型，破瓜型，妄想型の病型に大別し，それをさらに多くの下位病型に分類する。これらの疾患病型はそれぞれ特定の機能系の障害に基づくことを前提とする（Leonhard 1970）。ここでは，知性力の障害，意志力の障害，感情力の障害が重要となる（▶表5.11）。単一型系統

性統合失調症に加えて，複合型系統性統合失調症が記述されるが，この場合の病型の組みあわせは常に緊張型，破瓜型，妄想型の，それぞれの病型の中で行われる。

表5.11 系統性統合失調症における精神病理学的特徴と機能障害

疾　患	精神病理学的特徴	障害される機能
緊張型		
錯動性緊張病	錯動，しかめ顔，思考の飛躍，自発性欠如	挿入の意志力
衒奇性緊張病	強迫観念，強迫行為，衒奇症	切断の意志力
向動性緊張病	自発性欠乏	遮断の意志力
拒絶性緊張病	拒絶症，運動の放棄	開通の意志力
即答性緊張病	関心の欠如，的外れ応答	選択の正の意志力
渋言性緊張病	幻覚，自発性欠如	選択の負の意志力
破瓜型		
児戯性破瓜病	感情鈍麻，不機嫌，自発性低下	正の感情媒介力
平板性破瓜病	心配事のない満足感，間欠的な不機嫌，幻覚	負の感情媒介力
奇矯性破瓜病	衒奇症，強迫行為，常同症，関心の欠如	緊張緩和の意志力
自閉性破瓜病	自閉，自発性欠如，不機嫌	緊張の意志力
妄想型		
心気性パラフレニー	非集中的思考，体感幻覚，幻声，説明観念	意識狭窄の感情力
音素性パラフレニー	思考形式の不鮮明さ，幻声，考想化声	区別の負の判断力
散乱性パラフレニー	思考形式の散乱と「混合」，幻覚，感情鈍麻	関係づけの正の判断力
夢想性パラフレニー	思考形式の脱線，誇大観念，幻覚，体感幻覚	関係づけの負の判断力
作話性パラフレニー	絵画的思考，誇大観念，知覚錯誤，作話	意識拡大の感情力
誇大性パラフレニー	思考形式の粗雑化，誇大妄想，幻覚の欠如	区別の正の判断力

先鋭的パーソナリティ

内因性精神病の分類の他に，先鋭的パーソナリティと異常パーソナリティを区別した詳細なパーソナリティ類型学がある（Leonhard 2000）。まず，レオンハルトは「その人間を形成している，パーソナリティとして明らかに平均から離れたパーソナリティ特性」を示すよう努めている（同37）。個々の症例において，そのような特性が1つ以上明確である時，先鋭的パーソナリティと呼ぶことができる。先鋭的パーソナリティは原則，病的とすることはできないとレオンハルトは強調している。異常パーソナリティは，ある顕著なパーソナリティ特性が問題へと至る時，初めて存在することになる。「外部からの不都合な影響がなくとも人生と折り合うことが困難である程度に，平均から逸脱しているパーソナリティのみを異常パーソナリティと呼ぶ」（同18）。

レオンハルトは，先鋭的パーソナリティの多様な類型を示そうとし，その際，広範囲にわたる人物像の題材を裏付けとする。特に文学における先鋭的パーソナリティの叙述の例が印象的である。例えば，レオンハルトはドストエフスキーの作品を度々引用している。先鋭的なパーソナリティ特

表5.12　先鋭的なパーソナリティ特性

性格特性
- 顕示性の特徴
- 些事拘泥性の特徴
- 影響持続性の特徴
- 制御不能性の特徴

気質特性
- 気分高揚性の特徴
- 気分変調性の特徴
- 気分変動性の特徴
- 熱狂性の特徴
- 不安性の特徴
- 感情的な特徴

性を描写するにあたり，性格と気質が区別される。性格特性が「主に目標追求の種類や反応の形」を規定するのに対し，気質特性は「感情反応の速度や深度」を決定する（同93）。これらを踏まえ，レオンハルトは様々な方法で互いに組み合わせることのできる先鋭的な性格特性や気質特性を列挙している（▶表5.12）。さらには外向性性格や内向性性格についても記載している。

　先鋭的パーソナリティと異常パーソナリティの間には連続性の移行がある。これは，特に先鋭的な性格特性において明らかとなる。異なる先鋭的特徴に，それぞれ属する異常パーソナリティを対置することができる（▶表5.13）。先鋭的な気質特性の場合も同様に，異常パーソナリティや更には感情疾患との流動的な移行が示される。例えば，熱狂性の特徴は不安－恍惚性精神病と関連づけられる。

表5.13　先鋭的パーソナリティと異常パーソナリティとの関連

先鋭的なパーソナリティ特徴	対応する異常パーソナリティ
顕示性の特徴	ヒステリー性精神病質
些事拘泥性の特徴	強迫性精神病質
影響持続性の特徴	類パラノイア精神病質
制御不能性の特徴	類てんかん精神病質

　たとえレオンハルトが原則，先鋭的パーソナリティに疾患的意義を認めていないにせよ，神経症への発展が生じうることを指摘している。彼は神経症について，外部の出来事を加工する中で生じた異常な心的発展によって，正常から偏位した状態と解釈する。これに対し，反応は外部のある出来事に対する個別の応答と捉えられる（Leonhard 1991）。例としてパラノイア性発展，強迫神経症，心気性神経症，ヒステリー性神経症といった，一連の異常な心的発展を挙げる。ここでも，それぞれ特定の先鋭的パーソナリティ特性が重要な役割を果たす。

　レオンハルトは，この過程をパラノイア性発展の例で具体的に説明している。例えば，ある侮辱的な体験の後，持続性に被害感を感じる発展へと

至る。この過程の根底には，本質的に「両極の感情の交互作用による感情の高まり」があり，この時，元々の感情は増幅されている（同53）。また，ここでは支配観念が重要な意義をもつことが多い。そのような発展の前提には，極めて一定したパーソナリティ構造がある。「高度のパラノイア性偏位は，情動が過度に作用し続けるような類パラノイア性パーソナリティ，あるいは少なくとも影響持続性パーソナリティにおいてのみ成立する」（同54）。同様のことが，強迫神経症と些事拘泥性もしくは強迫性パーソナリティとの間に，そしてヒステリー性神経症と顕示性またはヒステリー性パーソナリティとの間に当てはまる。レオンハルトが特徴づけたパラノイア性発展には，ガウプやクレッチマーの構想との明らかな類似性がみられる。しかし「チュービンゲン学派」とは対照的に，レオンハルトはヤスパースの意味での病的過程と発展の区別を堅持し続けている。

5.4 ウェルニッケ-クライスト-レオンハルト学派と ハイデルベルク精神病理学の比較

　ウェルニッケ-クライスト-レオンハルト学派は，ヤスパースやシュナイダーの意味でのハイデルベルク精神病理学に対抗する重要な潮流であると考えられる。この対立は，すでに，ウェルニッケの方法を脳神話と呼んだヤスパースにまで遡る。しかし，その一方でヤスパースが彼の精神病理学的記述を称賛したことは，ほとんど注目されていない。その後，クライストやシュナイダーの論文において両潮流の対立が明確となった。ウェルニッケ-クライスト-レオンハルト学派の精神病理学的構想は，しばしば推論にとどまるが，本質的には神経解剖学的あるいは神経生理学的なモデル概念から構築されている。それに対し，ヤスパースやシュナイダーは神経生物学が精神病理学の基礎となるのは遠い将来のことであるとする。ゆえにシュナイダーは精神病理学的現象を脳解剖学的過程に置き換えることのできない純粋精神医学という言葉を用いている（本書39頁も参照）。

　実際，クライストとレオンハルトを一方とし，シュナイダーを他方とし

て正反対の方法論が提示された。例えば内因性精神病の領域で、シュナイダーは統合失調症と循環病だけを挙げるのに対し、特にレオンハルトは多くの病型や下位病型に分類する。さらに、シュナイダーは病型を概念化する際、経過に関する考察をほとんど完全に拒否するのに対し、レオンハルトでは経過が決定的な役割を果たす。以下では、レオンハルトの精神病理学をヤスパースの視点から簡単に検討することを試みたい。ヤスパースは確かに、シュナイダーとの書簡交換の中で、クライストの精神病理学に対して辛辣な批判を行っていた（Bormuth et al. 2016）が、レオンハルトについては明確に言及しなかった。逆にレオンハルトはウェルニッケやクライストに基づくことがほとんどであり、わずかの箇所でヤスパースを引用するのみである。それでもやはり、ヤスパースの基礎的思考とレオンハルトの実際的方法との概念的な共通部分が明らかとなる論点が存在する。

レオンハルトにおける了解精神病理学の意義

ヤスパースは当時、精神病理学の方法的二元論を表明し、客観的精神病理学の方法と主観的精神病理学の方法を区別した（Jaspers 1913）。その際、特に主観的精神病理学の方法（静的了解と発生的了解）が明確に性格づけられた。レオンハルトにおいても、了解精神病理学の方法は、明示されないが、しばしば用いられる。これはパラノイア性発展の例で明確となるが、その発生について、先鋭的パーソナリティ特徴の形での素質要因を一方とし、外部の体験を他方とした両者の交互作用から具体的に記述している（Leonhard 1991）。この部分では、クレッチマーが以前、敏感関係妄想概念に関連して行ったような、ヤスパースの意味での精神病理学的に了解可能なパーソナリティの発展が示されている。ただしクレッチマーと異なり、レオンハルトはヤスパースによる病的過程と発展の区別を堅持している（本書22頁も参照）。よって彼の場合、パラノイアは独立した疾患単位ではなく、パラノイア性発展か、あるいは感情負荷パラフレニーの病型として内因性精神病のどちらかに分類される。

そして内因性精神病の区分においても、レオンハルトは繰り返し了解精

神病理学の方法を引き合いに出す。例えば不安 - 恍惚性精神病と感情負荷パラフレニーの区別では，妄想が感情から導出できるかどうかが重要な意味をもつ（Leonhard 2003，文献7）。まさにこの観点への注目は，ヤスパースが真性妄想と妄想様観念を区別する際に求めていたものである（本書21頁も参照）。また別の箇所では，レオンハルトは様々な症状がどのように次々生じてくるのか，相互にどのような関係にあるのか，絶えず記述しようと試みている。

レオンハルトにおける類型概念の適応

ウェーバーの先行論文を基に，ヤスパースによって類型概念が精神病理学に導入された。ヤスパースは経過研究を基礎として精神病の鑑別類型学を作り上げることを支持していた。シュナイダーは，ヤスパースの研究の方向性には深く同意していたが，彼の要請を実行に移さなかった（Bormuth et al. 2016）。シュナイダーは統合失調症と循環病の鑑別に甘んじ，経過の観点に価値を置くことはなかった。それに対し，レオンハルトはとりわけ経過に基づく内因性精神病の鑑別類型学を構想している。ここでは膨大な症例資料を用いて，それぞれの精神病理学的特徴を形作ろうとする。これらは，たとえヤスパースがレオンハルトの基礎となる理論的概念を認めていなかった可能性が高いとしても，ヤスパースの要請と一致することは確かである。

5.5　ウェルニッケ - クライスト - レオンハルト学派の継承

東ベルリンのシャリテへの転勤と同時に，レオンハルトはドイツ語圏の精神医学界でよそ者となった。彼の構想はまずシャリテにおいて継承されたが，この関連では，特に1966年彼が自らの講座に招聘したクラウス=ユルゲン・ノイメルカーが挙げられる。さらに1980年代後半と特に1990年代，ウェルニッケ - クライスト - レオンハルト学派の構想はヘルムート・ベックマン率いるヴュルツブルク大学に引き継がれた。同大学の研究

では特に，精神病理学的な構想と神経生物学的な研究方法との連係が目標とされた。ある疾患群，例えば類循環性精神病に対する画像研究（Franzek et al. 1998）に加え，ここでは特に分子遺伝学的研究を挙げることができる。周期性緊張病において染色体15q15上の感受性部位が記述されたことがその一例である（Stöber et al. 2000）。最後にウェルニッケ–クライスト–レオンハルト協会について指摘しておきたい。それはヴュルツブルク大学病院に本部があり，定期的に学術会議を催している。その学会を経由し，もはや書店では購入できないレオンハルトの著作を入手することもできる。

　最後に付け加えるならば，神経生物学的な研究方法が機能系の障害を研究の出発点とする場合には，ウェルニッケ–クライスト–レオンハルト学派の構想はやはり重要であろう。この例として，ベルナー・ストリックを中心としたベルン大学の研究グループによる業績を挙げることができる（Strik et al. 2010; Strik und Dierks 2011）（本書147頁も参照）。

第6章

クラウス・コンラートのゲシュタルト心理学的方法

6.1 連合心理学に対する批判

　クラウス・コンラートは1905年チェコのライヒェンベルクで出生した。大学卒業後にウィーン大学とマグデブルク大学で助手として勤務した。続いてミュンヘンのカイザー・ヴィルヘルム研究所にて，特にてんかんにおける遺伝学の問題に取り組んだ。1939年からマールブルク大学のクレッチマーの下で上級医として勤務した。1948年にはザール大学の精神医学と神経学の教授に招聘され，1958年ゲッチンゲン大学では精神科教授となった。1961年にコンラートはミュンヘンのマックス・プランク研究所の教授に就任予定であった。しかし彼は同年ゲッチンゲンで死去したため，その地位に就くことはできなかった。

　コンラートは特にゲシュタルト心理学の方法を精神医学に導入することに尽力した。ゲシュタルト心理学の前提には，精神現象は基礎となる要素の分析だけでは捉えることのできない複雑な全体性を形成しているという考えがある。コンラートの主著は1959年に出版された『分裂病の始まり―妄想のゲシュタルト分析の試み』である（Conrad 2002）〔邦訳は山口直彦・安克昌・中井久夫訳，岩崎学術出版社，文献8とする〕。同書の冒頭で彼は，精神医学は危機にあると断言している。コンラートによれば，自然科学的に特徴づけられた精神医学と精神分析もしくは現象学の方向性とは，統合が成功しておらず互いに対立している状態にある。この問題

は，突き詰めると方法的二元論において説明と了解を区別したヤスパースに行きつくことになるという。それに対して，コンラートはこの2つの方法を互いに結びつける目標を追求している。

　ここで彼は，まずヴィルヘルム・ヴント（1832-1920）の意味での連合心理学を厳しく非難した。「ヴント心理学の最終目標は心的なものを基本諸要素と諸機能とに解体することにあった」（文献8，Xi）。しかしヤスパースに依拠する精神病理学もまた，連合心理学の要素主義を克服できなかったという。その精神病理学は「互いに関連なく並んでいる統合失調症の症状を数えあげるだけで，それらを心理学的に秩序づける試みがなかった」（同7頁）。ここでコンラートはヤスパースを厳しく非難している。

　　「妄想現象は，妄想知覚，妄想表象，妄想着想，妄想意識性などと無理に分類されるが，まるで知覚，表象，意識性が厳密にそれぞれ別個の要素的機能であって妄想現象も当然そこへ分類されねばならぬかのような話で，これは余計なことであった」（同7頁）。

コンラートにとって，要素主義的に形成された連合心理学に対する代案がゲシュタルト心理学であり，彼は特にクルト・レヴィーン（1890-1947）を引き合いに出した。目標は，出現する現象を「まったく実存とか世界投企，現存在とかを考えずに，つまりまったく人間学的要請にしたがわずに」検討することである（同9頁）。コンラートは人間学的精神医学研究との間に一線を引く。彼が適用した，現存在分析と明瞭に区別される方法はゲシュタルト分析と呼ばれる。「そのような分析の試みの一つの方式を私はゲシュタルト分析と名付けたい。体験されたものはすべてゲシュタルト〔一つのまとまり，形態〕を持ったものであり，現象として現われた事実を分析することはとりもなおさずゲシュタルト過程の分析であるからである」（同11頁）。

　コンラートはゲシュタルト分析の方法を統合失調症に適用することを目指す。特に，<u>1回の統合失調症性シュープ内の諸段階の規則性</u>をはっきりとさせ，ゲシュタルト分析を用いて，出現する症状を秩序づけることが彼

にとって重要となる。

「われわれの最終目標は，ばらばらの統合失調症症状や統合失調症の経過型に一つの構造連関を発見する方法の会得にある。これによって，全体の現象を単一の観点から把握することが可能となるであろう」（同12頁）。

6.2　妄想を例としたゲシュタルト分析

コンラートは1959年，大規模な精神病理学的調査について発表したが，その調査は，1941年と1942年に初発の統合失調症エピソードのために国防軍病院に収容された兵士の集団を基にしている。ここでは，1回の統合失調症性シューブ間の患者の精神病理学的な体験様式を詳述する試みが行われている。この方法でコンラートは5つの段階からなるモデルに到達する。

● トレマ期
● アポフェニー期
● アポカリプス期
● 固定化期
● 残遺状態

コンラートはこの諸概念を用いて，現れる精神病理学的現象に有意味な秩序づけをしようとしている。膨大な症例材料を引用し，一つ一つの段階が詳細に記載される。特に妄想に対する考察が中心となる。

トレマ，アポフェニー，アポカリプス

まず，最初の3段階（トレマ期，アポフェニー期，アポカリプス期）を詳しく取り上げたい（▶表6.1）。トレマは，疾患の始まりにしばしば出現する，まさに特徴的な緊張状態を指す。ここでは初めに，不安，抑う

つ，罪業感といった症状を伴う気分変調が現れる。これらは外観上，全く内因性うつ病の特徴を呈しうる。さらには疑惑や妄想気分が出現する。トレマ期の根底には，ゲシュタルト心理学の用語で基底感情亢進すなわち初期緊張亢進が存在する。すでに疾患の早期に自由性喪失へと至る。

表6.1　トレマ期，アポフェニー期，アポカリプス期の特徴

トレマ期
- 無意味な行為
- 初期抑うつ
- 疑惑
- 妄想気分

アポフェニー期
- 外界（外空間）のアポフェニー
- 妄想知覚
- 既知化体験と未知化体験
- 万能体験
- 時間構造と気分性
- アナストロフェ
- 表象（内空間）のアポフェニー
  　—啓示
  　—思考伝播
  　—思考化声
- 思考構造
- 身体感覚

アポカリプス期
- 緊張病のはじまり
- 演繹的推論
- 体験断片

　アポフェニー期には，深刻な知覚の変化の結果，異常意味意識が生じる〔通常はっきりと意識されることのない，知覚に伴う意味が直接的に体験されたり，特別の意味へと変化する〕。コンラートは，このヤスパースに遡る概念にアポフェニーという新しい用語を採用する必要があると考えて

いた。アポフェニーは統合失調症体験の中核である。コンラートは識別的な知覚から原情的な知覚への段階的移行を特徴とした，まったく特有の変化を記載している。ゲシュタルトにおける変容した知覚から，その他の全症状も導き出すことが可能となる。ここではコンラートは外界（外空間）と表象（内空間）を区別している。前者においては，周囲環境の知覚のアポフェニー的変化がみられる。それはさらに妄想知覚と結びつくことが多い。患者はすべてが自分のまわりを回っているという印象を持つ。この時，コンラートは段階的に経過する発展を前提として，妄想知覚の段階の相違と呼んでいる。すなわち，単なる漠然とした意味意識から，自分に置かれているという体験（仕組まれ体験）を経て，はっきりとした妄想知覚へと段階的に経過する発展である（▶図6.1）。

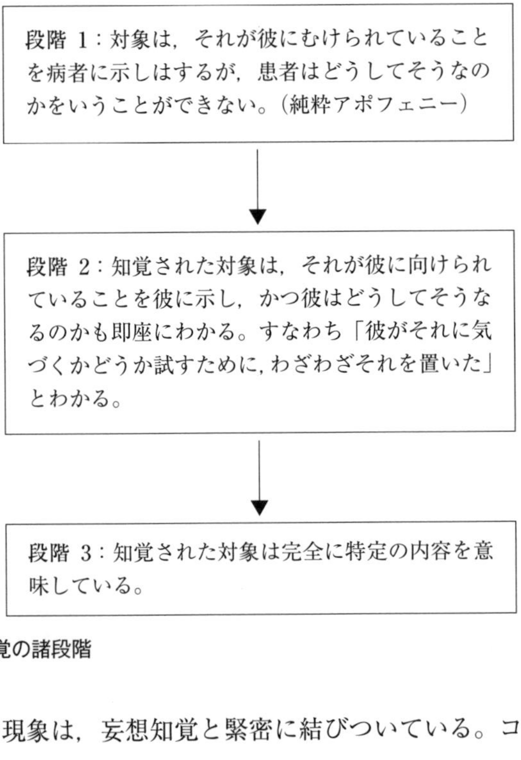

段階 1：対象は，それが彼にむけられていることを病者に示しはするが，患者はどうしてそうなのかをいうことができない。（純粋アポフェニー）

段階 2：知覚された対象は，それが彼に向けられていることを彼に示し，かつ彼はどうしてそうなるのかも即座にわかる。すなわち「彼がそれに気づくかどうか試すために，わざわざそれを置いた」とわかる。

段階 3：知覚された対象は完全に特定の内容を意味している。

図6.1　妄想知覚の諸段階

　人物誤認の現象は，妄想知覚と緊密に結びついている。コンラートは，

第6章 クラウス・コンラートのゲシュタルト心理学的方法

ここで既知化体験と未知化体験について言及している。妄想知覚の場合と同様に，人物の正確な再認や区別を不能にする知覚における本質特性の優越が起こる。このアポフェニーにみられる現象は，患者によってしばしば全能体験と結びつけられる。続いてコンラートはアナストロフェという重要な概念を導入する。この概念は，自己に目を向けなおすことや自己の中に捉われていることを指している。したがって，アポフェニー体験にある患者はコペルニクス的転回の意味での乗り越え〔自分の外にいる観察者の目，他者の目で自分自身をみること〕がもはやできなくなる。コンラートにとって，アポフェニーとアナストロフェは密接な関係にあり，いわば一つのメダルの裏表である（▶図6.2）。コンラートはこの関係を簡潔な文章で表現している。「アポフェニー体験あるところ必ず同時に私のアナストロフェ的変化あり」（文献8，163頁）。

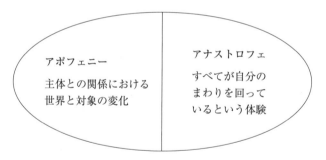

図6.2　アポフェニーとアナストロフェ

アポフェニー体験は外空間だけでなく，内空間にも関係する。これにより，啓示，思考伝播，思考化声といった現象が説明可能となる。ここでもまた，一元的な過程の中における段階的な違いが重要である。内空間のアポフェニーはついには，思考化声や思考吹入と極めて密接に結びつく幻声症状へと至る。コンラートは，例として，どのように「思考吹入体験がついには命令や脅迫的内容を『語りかける』声になるか」を示している（同195頁）。また身体感覚も結局，内空間に関係したアポフェニー的体験様

式としてみなすことができる。さらにアポフェニー期では，気分や形式的思考の変化も生じる。

　アポカリプス期はゲシュタルトの解体によって特徴づけられる。臨床的には緊張病性の現象すなわち精神運動性の障害が中心を占める。また，不安や高揚気分のような症状も観察されることがある。患者の行動はしばしば了解不能にみえる。したがって病者の体験を理解することも困難である。

　　「われわれが目にするのは，興奮しているかあるいは逆に無欲状態の人間である。言うことにまとまりがなかったり，了解不能であったり，まったく自発的発言のないことさえある。質問してもそれに相応した意味の答えが返ってこないので，言ったことを質問に対する答えと考えたらいいのか，あるいは偶然時を同じくして発せられたことばにすぎないのかもわからない」（同216頁）。

コンラートは上記の理由から，ここで現れた体験様式について演繹的な推論を試みる。すなわち，彼は「緊張病体験は夢体験に酷似している」と仮定する（同227頁）。体験様式は特に身体にも関係しており，そこからコンラートは精神運動性の障害を導き出す。「緊張病性の姿勢および運動の異常の多くは，身体性の，このようなアポカリプス的変容からおのずと説明できる」（同228頁）。さらに，アポカリプス期における個々の体験断片の分析を試みている。コンラートは，ここでアポカリプス体験はアポフェニー体験が深化したものであると強調する。

固定化と残遺状態

　コンラートはトレマ期，アポフェニー期およびアポカリプス期について述べた後，固定化期をより詳細に検討する。シュープを形成する経過の精神病症例では，これまで出現した諸段階が，さらに逆の順序で経過することを詳しく説明している。アポカリプス期の消退後にはアポフェニー期が起こり，アポフェニー期が消退した際にはトレマ期に至る。

　　「アポカリプス段階という最頂点に到達するまでにもアポフェニー段階を経過し

なければならなかったが，下りの道でもアポフェニー体験を経過しなければならない。臨床の仲間うちの話し方では，これを，緊張病になるまでにかならず短期の妄想期があり，緊張病の解消後にも妄想の消退に至るまで必ず短い妄想期があるという」(同319頁)。

さらに，疾患を加工する多くの心因性機制が重要な役割を果たす。

また，症例の多くでは，固定化の過程において残遺状態の形式で持続性変化が起こる。この状態は意志薄弱が特徴である。つまり多くは欲動や集中力が低下し，患者は決断不能に悩む。コンラートは，この残遺状態の特徴を述べるため緊張力の喪失という言葉を使い，最終的にはエネルギー・ポテンシャルの減退という概念を選択する。この部分で，彼は再びレヴィーンのゲシュタルト心理学概念を用いることを明示している。コンラートによれば，残遺状態以前の段階ですでにこのポテンシャル喪失が生じている（▶図6.3）。この過程は大部分において潜行性に発生し，前景に現れる他の症状のために当初はほとんど認識できないことが多い。また残遺状態の程度は，先行する精神病症状の激しさに直接関連しない。

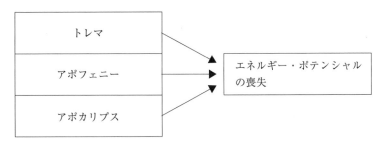

図6.3 精神病の結果としてのエネルギー・ポテンシャルの喪失

統合失調症性精神病の経過類型

コンラートは，自身のゲシュタルト心理学研究を基礎として，統合失調症の経過類型を作成することにも尽力した。その際，妄想型，破瓜型，緊

張型というクレペリンに遡る古典的な分類を受け入れなかった。そして，統合失調症において，一定の経過をとる多くの病型や下位病型を前提としたレオンハルトとも別の立場をとる。コンラートは彼らとは違い，「緊張病体験は妄想体験が一段階進んだもの」として考えた（同319頁）。大きくシュープ型と病的過程型〔文献8ではプロツェス型〕に分類した経過類型学へと至る。

- シュープは軽度の残遺状態は別として，病状が完全に回復することを特徴とする。それぞれの精神病の間にエネルギー・ポテンシャルの喪失が発生するので，各々のシュープには軽度の残遺症状が存在する。
- 病的過程型では，それに対し完全な固定化には至らない。その理由として，コンラートは，固定化を妨げるエネルギー・ポテンシャルの著しい喪失を推定している。

シュープ型はコンラートの全患者の58％を，病的過程型は42％を構成する。両者においてゲシュタルト変容がどの段階まで達しているかに応じて，様々な病型が生じる（▶表6.2）。例えば，単にトレマ期を経てシュープが消退した場合，不安精神病の臨床像となる。トレマ期を経て病的過程がこの段階に停滞している場合，単純型早発痴呆の病像が生ずる。それに対し，破瓜病では大抵思春期に短期間のアポフェニー期を経験したが，病的過程がトレマ期の段階で停滞している。妄想型統合失調症では持続性のアポフェニー的体験が基礎となっており，緊張型統合失調症においてはアポカリプス期が持続している。コンラートは，自らが統合失調症の様々な病型を量的な変種として捉えていることを明確に述べる。彼にとって，現れてくる差異はエネルギー・ポテンシャルの喪失の程度によって生じる。このポテンシャルの喪失が統合失調症の一貫した基盤と考えられている。

表 6.2 コンラートにおける統合失調症性精神病の経過類型

ゲシュタルト変容の段階	シュープ	病的過程
トレマ期	不安精神病	単純型早発痴呆
アポフェニー期	関係精神病	破瓜病
		妄想型統合失調症
アポカリプス期	統合失調症シュープ	緊張型統合失調症

6.3 精神医学の疾病分類学と診断学についての推論

　コンラートが統合失調症を例に論述したゲシュタルト心理学的構想は，疾病分類学の考察とも関連する。ここで彼は統合失調症を境界のはっきりした亜型に分類することを拒否する。むしろ，例えば，緊張型の段階の前後では必ず妄想型の段階を経過するという見解を述べる。つまり緊張型の現象とは，妄想型体験のより進んだ段階である。また，コンラートは統合失調症と躁うつ病の明確な区別も拒絶する。これに関連して，彼は，統合失調症性精神病におけるトレマ期の段階では，著しいうつ症状や躁症状の出現が多いことを指摘している。特にレオンハルトの精神病の分類を，全く恣意的であるとして辛辣な批判を行う（Conrad 1958）。さらに，外因性精神病と内因性精神病の区別もコンラートは解消している。それは器質的基盤が明らかな精神病と統合失調症の残遺状態との間に現象学的な違いを彼が全く認めていないからである（Conrad 2002 文献8）。

　したがって，コンラートは当時の臨床診断も厳しく批判している。彼によれば，精神科診断が全く任意になされており，そのため重要性に欠くものになった。このことを具体的に説明するため，彼は読者を当時のドイツ語圏の大学精神医学を縦断する仮想の旅へと誘っている。

　　「私は禁じられたやり方であえて誇張しているが，甲状腺腫をもつ婦人に婚約解消後，気分変調を伴う関係妄想が出現した症例は，ゲッチンゲンでは統合失調症シュープの始まりとして診断されるだろう。一方，チュービンゲンでは多次元的に統合失調質体質と類バセドウ病を背景とした敏感関係妄想と解釈されるだろう，ハイデルベルクではもしかすると地下うつ病として，東ベルリンでは明確に

定義される遺伝性変質性単位の意味での『感情負荷パラフレニー』として，チューリヒでは甲状腺疾患による内分泌精神病として，ボンでは妄想に彩られた内因反応性気分変調症として，ハンブルクでは妄想を伴う循環病性うつ病として，フランクフルトでは障害された現存在秩序の結果として，すなわち人生行路上の挫折の形として理解されるであろう」(Conrad 1958, 489)。

最終的にコンラートの考察は，ディメンジョナルな評価法をもつ単一精神病のモデルへと到達した。しかしながらコンラートが早逝したこともあり，彼がこの方法について論を進めることはもはやなかった。

6.4 自然科学的方法の優位

コンラートは妄想のゲシュタルト分析によって，非常に印象的な精神病理学的研究を提示している。しかしここではコンラートが繰り返し精神病理学的症状に基づいて，統合失調症の器質的原因の可能性を推論していることが興味深い。例えばアポフェニー期に出現することの多い人物誤認は，脳器質的基盤を特定できる疾患においても現われることが指摘される。同様に統合失調症の様々な病期において，段階的に経過するゲシュタルト変容は脳障害の際に出現する症状と関連があるとする。コンラートは特に，統合失調症に生じるエネルギー・ポテンシャルの喪失と脳前頭部の障害による発動性喪失との間に類似性があると考えている。この主張はある意味，最終的に精神病理学的症状に基づいて器質的基盤の存在を推論したシュナイダーの主張と似ている。それに対し，ヤスパースであれば，そのような推論を拒否し，身体的先入見と呼んだであろう。

コンラートは，統合失調症の基盤に一元的な病態生理過程を要請している。彼は自身のゲシュタルト分析研究の結論において，この器質性基盤をさらに探求していくよう促している。こうしてコンラート自らが提示した印象的な精神病理学的研究の価値は強く疑問に付されることとなる。

「統合失調症過程の病態生理学的基礎が見つかるという希望とそれを求める情熱

は，失敗が数々あろうとも，断固断念すべきではないというのが私の確信である。哲学的人間学的研究は長い間価値ある実りをもたらしてきた。もっとも，この努力が問題の病態生理学的解決を麻痺させてほしくない。もしそのようなことが起これば，哲学的人間学的研究は危険物である。なぜならば，統合失調症問題は医学にとっては哲学的問題ではなくて病態生理学的問題であるからである」（文献8，285頁）。

これらの文章は，神経生物学的な研究方法のため精神病理学に別れを告げる，そのような意味以外に解釈の余地はない。

　たとえコンラートを始まりとする「精神病理学学派」が存在しないとはいえ，彼の思考は後の精神医学や精神病理学の発展に計り知れない影響を与えている。これは特に，コンラートに源流を求めることのできる神経生物学志向の研究方向に言える。彼は1961年に早逝したが，その研究方法は21世紀初頭に至るまで有効であった。特にヤンツァーリックやフーバーの精神病理学的構想にその影響が認められる。

第7章

シュナイダーとコンラートの後継の精神病理学

7.1　ヴェルナー・ヤンツァーリックの構造力動論

　歴史的に重要な精神病理学の概念を述べながら，コンラートや更にはレオンハルトをもって，ようやく20世紀後半にまで到達した。これ以降，いわば21世紀への架け橋となる2つの考え方を詳しく取り上げたい。ここではゲルト・フーバーとヴェルナー・ヤンツァーリックの業績が重要であり，2人とも最初はハイデルベルク大学でシュナイダーに師事していた。さらに，フーバーや特にヤンツァーリックにはコンラートの影響が認められる。

　ヤンツァーリックは1920年ザールラントのツヴァイブリュッケンにて出生した。医学部卒業後，ハイデルベルク大学病院のシュナイダーの下で勤務した。続いてマインツ大学に転勤し，司法精神医学部門の主任となった。1973年ハイデルベルク大学の精神医学講座の教授に招聘され，大学病院の診療科管理者とあわせ1988年の退職まで務めた。

構造力動論の基礎

　ヤンツァーリックといえば，彼が1950年代より段階的に発展させた構造力動論の構想で知られる。構造力動論の要約した論述が1988年すなわち退職の年にようやく出版された（Janzarik 1988）〔邦訳は岩井一正・古城慶子・西村勝治訳『精神医学の構造力動的基礎』学樹書院，文献9とす

る〕。ヤンツァーリックは全体的精神病理学に到達するという目標を追求している。その際，特に構造心理学の概念に立ち返っている。そしてコンラートのゲシュタルト心理学的構想との類似性を強調する。構造力動的アプローチでは，まず力動面と表象面が区別される。

●力動の概念を，ヤンツァーリックは人間の経験や行動の情動的・推進的部分を指す言葉として用いる。
●力動に表象面が対置されるが，表象面は精神現象の方向性や形態を示し，これにより特に認知過程を描き出す。

　生きられた状況の力動は彷彿化に変化する。彷彿化は一種の内部世界を形成し，その後，力動面の顕現抑止へとつながっていく。顕現抑止は，再び体験の現在（体験野）に浮かび上がる傾向を示す言葉である顕現準備性をあとに残す。最終的に構造の概念は表象に標識づけられた顕現準備性の総体として捉えられる（訳注4）。これらを背景にヤンツァーリックは精神病理学的現象の分類を構想した（▶図7.1）。力動面は様々な様式で障害される。

●力動的資質の変種は主に感情や推進に関連する性質が先鋭化した形のことを言う。ここでは素質を前提とする変異が重要である。これに該当するのは，例えば，パーソナリティ障害の一部や衝動制御障害，循環病，気分変調症である。
●力動のぶれの概念を，「日常性の水準では異常として際立つ」可逆性の情動的で，活動的な生活表現であるとしている（文献9，135頁）。例として，一時的な状態感の変動，激しい情動の動き，短時間の衝動性が挙げられる。
●これらから区別されるのは力動の逸脱である。力動の逸脱では，「力動の乱れが自己法則的な経過をとり，パーソナリティへの働きかけや状況を変えても，もはやおさまらなくなる」（同143頁）。

●最後にヤンツァーリックは，力動不全の概念を情動性や推進の障害を伴う持続性でより長期的な故障であるとしている。その例には，統合失調症性精神病の残遺状態がある。

力動面の中では，力動の逸脱が特別な意義をもつ。ヤンツァーリックは力動の逸脱をさらに3つの基本型に類別している。

●力動の縮小は狭窄と停止を意味する。これはメランコリー性の気分失調で最も明瞭に現れる。
●力動の拡張は明朗な躁性高揚において純粋な形で認められるが，とりわけ高揚気分と推進過剰によって特徴づけられる。
●力動の不安定は特に妄想気分において明らかとなるが，しばしば不安や恍惚のような，様々な感情興奮の間を揺れ動く，意味に溢れた不確実性を特徴とする。力動の不安定は，急激な強さの変動をもつ力動現象の脆さと関連づけられる。

力動面の先鋭化には表象面の先鋭化が対置される。「そこには，先与された活動準備性や反応準備性だけではなく，生活史的に影をおとしてきた諸々の影響すべてが尾をひいている」構造の変種が存在する（同186頁）。ヤンツァーリックにとって，例えば妄想型，統合失調型，強迫性および反社会性の各パーソナリティ障害の場合には，むしろ表象面，つまり構造面が前景に現れてくる。しかし，構造的変種は，統合失調症あるいは感情病の患者の病前パーソナリティにおいても認められる。さらには，構造成分の自立化が生じることがあるが，ここでは統合失調症と評価される精神病理学的現象または，せん妄症候群内部での体験が重要な例となる。最後に，進行した統合失調症性精神病の例で認められるように，構造変形の形で構造不全が生じることもある。例えば，妄想確信の出現は構造変形の存在を示唆する。妄想確信では，「構造が内容を顕現抑止し排除できなくなったため，内容が場に不相応に優勢に自己主張する」からである（同225

頁)。

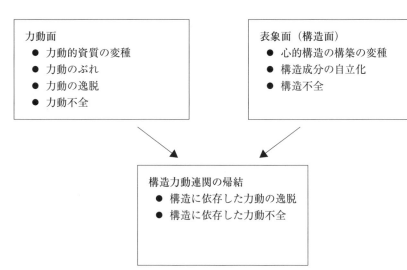

図 7.1　構造力動論の概要

　力動面と構造面は常に関連しており，ヤンツァーリックは<u>構造力動連関</u>とも呼んでいる。そして彼は，構造に依存した力動の逸脱に加えて，構造に依存した力動不全についても記述している。

　構造力動論的考察は，伝統的な疾患分類学のカテゴリーへの厳密な区分を行わない単一精神病的構想に通じている。また，コンラートのゲシュタルト心理学的方法との類似性も認められる（Conrad 2002 文献8）。例えば，<u>精神病状態</u>をヤンツァーリックは<u>力動の逸脱</u>と解釈する。

構造力動論と神経生物学的方法

　構造力動論は，精神病理学的方法と神経生物学的方法の連係の可能性を示す全体的概念と理解される。そして，ここでは精神病理学的現象と神経生物学所見の関連づけが繰り返し試みられる。しかしヤンツァーリックは両者の方法論の違いを意識すべきであることも指摘している。具体的に彼は，<u>力動の逸脱</u>が特定の神経伝達物質の不均衡という意味で辺縁系の障害

と関連するという仮説を検討している。それに対し力動不全や構造変形では，神経伝達の領域に対応するものは見いだされない。さらに，神経遮断薬の作用モデルについても述べる。この場合，神経遮断薬治療は力動の逸脱だけに影響を及ぼすことができ，力動不全や構造変形には影響を及ぼすことができないことを前提とする。

> 「薬物療法が根本的に有効なのは，力動の逸脱だけである。無効なのは，パラノイア性の妄想形成などの心的構築の構造改変であり，あるいは無力性や心気性や気分失調性の色彩の『微小残遺』に退却した慢性経過などにおける力動不全である」（文献9，39頁）。

司法精神医学における構造力動論の意義

　ヤンツァーリックは精力的に司法精神医学領域を研究したが，精神鑑定における構造力動論の意義について綿密な検討を行っている（Janzarik 1993）。まず，精神医学の伝統的な疾病分類学的診断は，限定的な有用性しかないことを強調する。精神科診断名の大部分は犯罪行為との関連はない。この理由から，ヤンツァーリックは構造力動モデルの適用について議論している。最初に，典型的な構造力動的布置による刑事犯罪学への影響が記述される（▶表7.1）。力動面と構造面すなわち情動的な観点と認知的な観点の，相互の密接な連関を強調する。

　さらに構造力動論的考察は，刑法上の様々な法概念の枠組みにおける責任能力の問題に適用される。ヤンツァーリックによれば，内因性精神病を意味する〔ドイツ刑法上の〕病的な精神障害では，行為が力動の逸脱の圧力の下で成立している場合，通常は責任無能力とすべきである。また器質性精神病においても，推進と情動の障害が，内因性精神病であれば力動の逸脱の範囲で生じる状態に相当する場合，同様のことが当てはまる。慢性精神病の場合，精神鑑定では特に構造面が考慮されるべきである。この時，構造の変形や破壊がどの程度生じていたのかが問題となる。

> 「欠陥を生じた構造では，顕現抑止する能力，情動性興奮や運動性衝動を抑制す

第7章　シュナイダーとコンラートの後継の精神病理学　109

表7.1　精神医学的疾患学説と構造力動論的解釈および，その刑事犯罪学的影響

伝統的な疾患分類	構造力動論的解釈	精神病理学的現象	刑事犯罪学的影響
躁病性精神病	拡張を基本方向とした力動の逸脱	まだ安定化構造が保持されている状況での抑制解除	刑法上の境界領域における違反，性や財産に関する法律領域における自己損害的違法行為
うつ病性精神病	縮小を基本方向とした力動の逸脱	危険への恐れや安全確保への努力	犯罪抵抗性の布置，ただし拡大自殺の範疇での殺人行為という例外あり
統合失調症性精神病	力動の不安定という形での力動の逸脱	緊張病症状	方向性の定まらない攻撃行動
	構造変形	被害関係妄想	妄想に基づいた行動

る能力，種々の反応を制御する能力，さらには方向の定まらない気分性や衝動性に左右される行動を統制する能力が失われている」(Janzarik 1993, 431)。

刑法でいう，その他の重い精神的偏倚では，構造部分と力動部分の割合を考慮することがヤンツァーリックにとって重要となる。「脆く衝動的な力動と欠陥のある構造との不均衡が大きくなればなるほど」，ますます犯罪学的に重大な行動が生じる（同431f）。これまでの論述から明らかとなるように，責任能力の問題は以前に下された診断を基に答えることはできず，むしろ個々の事例において，常にその時々の犯罪行為を検討した上で評価する必要がある。

　ヤンツァーリックの構造力動論による方法は，特に司法精神医学の文脈で2人の弟子，ヘニング・ザス（1944年生）とハンス＝ルードヴィヒ・クレーバー（1951年生）に継承された。これに関し，特にザスのパーソナリティ障害を主題とした教授資格論文が重要である（Saß 1986）。加えて，責任能力の判断のための精神病理学的な検索システムの作成に尽力したことも言及の価値がある（Saß 1985）。司法の文脈とは別の，異なる領

域でも構造力動論的考察は継承されている。例として，ミヒャエル・シュミット＝デーゲンハルトによるメランコリーへの寄与（Schmidt-Degenhard 1983）やマルティン・ビュルジーによる絶望の精神病理学への寄与（Bürgy 2007）が挙げられる。シュミット＝デーゲンハルトもビュルジーもハイデルベルク大学における当時の共同研究者である。その他に，ウルム大学の精神科医であるマンフレート・シュピッツァーも構造力動論の方法を繰り返し引用している（Spitzer 2000）。

7.2　ゲルト・フーバーの精神病理学的方法

　フーバーは1921年にシュトゥットガルト近くのエヒターディンゲンで出生した。大学卒業後まずハイデルベルク大学病院において，当初シュナイダーの下で，その後ヴァルター・フォン・バイヤーの下で勤務した。1961年上級医として，ボン大学病院神経科のヴァイトブレヒトの下に移った。1968年新設されたウルム大学の精神医学教授に招聘され，ラーベンスブルクにあるヴァイセナウ精神科病院院長を兼任した。1974年リューベック医科大学に，最後は1978年にボン大学へ転勤となり，1988年の退職まで精神科主任教授を務めた。2012年に死去した。〔本章の訳出においては，G・フーバー著　林拓二訳『精神病とは何か』新曜社を参照した。文献10とする。〕

　フーバーは特に統合失調症の研究を中心に行った。精神病理学の観点からは，とりわけ彼と共同研究者が1960年代より段階的に発展させた<u>身体基質に近縁の基底症状</u>の概念が重要である。フーバーは<u>身体基質に近縁の基底症状</u>について「統合失調症患者によって主観的に体験される一次体験であり，その体験は複雑な精神病性の最終症状の基底を示し，予期される身体的な基盤にどの体験と比べても，より近縁なものである」としている（Huber 1983, 23）。つまりフーバーの探求は本質的に，精神病理学的手段を用いて統合失調症に推定される脳器質的事象へと接近することが目標となる。

身体基質に近縁の基底障害という概念

すでに 1966 年に，フーバーは内因性精神病の純粋欠陥症候群や基底状態を検討した論文を発表している。彼は始めに統合失調症性精神病の経過を取り上げている。フーバーにとって様々な経過型を明確にする試みは，以下のことにすぎない。

> 「流動的で多様な経過像の類型学的な記述にすぎない。その際，妄想型，緊張病型，破瓜病型，異常感覚型，緩慢・無反応・無力型は初期のみならず，その後の経過においても連続し，組み合わさり，入れ替わる」（Huber 1966, 411）。

しばしば統合失調症性精神病は，特徴に欠けた欠陥症候群へと至る。

> 「ある特定の経過型だけではなく統合失調症の大多数において，妄想型，緊張病型，破瓜型といった個々の形態の前提となる統合失調症状は消退することがあり，結果として確認できるのは，非特徴的で診断をあいまいにする『純粋無力症』を特徴とした状態像だけとなる」（同 411）。

この非特徴的な状態像は欠陥症候群として現れるだけでなく，また可逆性の基底状態として出現することもある。

フーバーは，その後の論文の中で，基底状態の精神病理学的特徴づけやそれにより構成される統合失調症の障害モデルの発展を探究している。まず，基底症状は，精神病理学的に互いに区別できない３つの病型もしくは状態において出現する（Huber 1983）。

- 精神病前の前哨症候群と前駆症
- 精神病後の可逆性の基底状態
- 非可逆性の純粋欠陥症候群

フーバーは基底症状を更に類別することを試み，段階的な経過をとる統合失調症性精神病の症状の発展を前提とするモデルを構想した（▶図

7.2)。この試案における考察は以下の通りである。一次性の非特徴的基底症状（段階1）から，まず比較的特徴的な基底症状（段階2）へと発展し，さらに心理反応性の過程によって典型的統合失調症性の症状（段階3）に加工される。ここで述べられる反応性の加工過程は全くもってウェルニッケのモデルを想起させる（本書72頁も参照）。ウェルニッケは一次性の基本症状とその結果生じる臨床上の病像を区別していた。基本症状は直接，脳器質性過程に由来するのに対し，臨床上の病像は心理反応的な加工の結果を表している（Wernicke 1906）。これに関連づけてフーバーは，基底症状は精神病理学的に最終的なものを意味しており，現象学的にさらに遡ることができないことを強調している（Huber 1966）。それに対し，最終現象は「認知性基底症状という体験に対する反応として，すなわち二次的な加工過程および変形過程の結果として理解される」（Huber 1983, 26）。

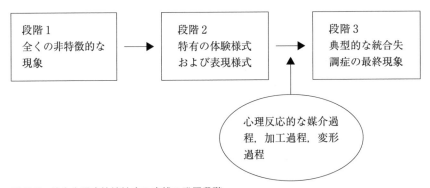

図7.2　統合失調症性精神病の症状の発展段階

基底症状を把握するため，ボン大学基底症状評価尺度（BSABS: Bonner Skala für die Beurteilung von Basissymptomen）が作成改良され，多言語に翻訳された（Gross et al. 1987）（▶表7.2）。基底症状は「主として行動観察によって接近できるものではなく，患者本人の保持している自己知覚能力を用いた精神病理学的な診察によって聴取されねばならない」（Huber 1983, 28）。この意味において，フーバーはヤスパースやシュ

第7章　シュナイダーとコンラートの後継の精神病理学　113

表 7.2　ボン大学基底症状評価尺度についての概観

主要グループ	下位グループ
直接的マイナス症状を伴う力動欠損	疲弊感や疲労感の亢進
	睡眠欲求の亢進
	緊張力，エネルギー，根気，「我慢強さ」，の減弱
	意欲，活動性，活力，生気，自発性，の減弱
	決断力の不足，決断不能
	情動の変化
	疎通性や症状発現の障害
	特定のストレッサーに対する精神的な負荷能力の減弱
間接的マイナス症状を伴う力動欠損	特定のストレッサーに対する精神的な負荷能力の減弱
	感動しやすさの亢進，興奮しやすさの亢進
	反応性の亢進，強迫，恐怖，自己精神性離人症
認知性思考，知覚，行動（運動）障害	認知性思考障害
	認知性知覚障害
	認知性行動（運動）障害
体感症	
中枢性－自律神経障害	中枢性－自律神経障害
	不眠
	アルコール，カフェイン，ニコチンや他の物質に対する抵抗力の欠如

〔文献 10，188 頁を基に作成〕

ナイダーによる精神病理学的方法の重要性をはっきり述べている。

　最後にフーバーは基底障害概念を統合失調症性精神病の包括的なモデルに組み込もうとしている（▶図7.3）。彼は，前現象－身体領域，超現象領域，現象領域に分類する（Huber 1983）。現象領域では，前述した統合失調症性精神病症状の3段階の区分に従っている。基底障害，特に段階1の基底障害は，精神病理学的にさらに遡ることができないと考えられており，前現象－身体領域と関連づけられる。この領域では，フーバーは自身が辺縁系において突き止めた神経生物学的障害を要請している。超現象領域は，認知性の一次障害もしくは情報処理の障害の形で，すでに述べた2

つの領域を結びつける。

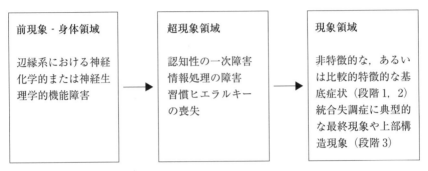

図7.3 統合失調症性精神病の基底障害モデル

統合失調症性精神病の経過類型学

基底障害概念に加え，統合失調症性精神病の経過類型学もフーバーに由来する。彼はすでに1966年にそのテーマに取り組んでいた（Huber 1966）。最終的に彼と共同研究者が発展させた経過類型学は，特にボン大学病院の患者の長期研究に基づいている（Huber et al. 1979）。経過型（単純性，病相性，シューブ状，複合性）や結果（完全寛解，非特徴的残遺状態，特徴的残遺状態）によって分類された12の経過類型が記載される。完全寛解時にみられる「病相」（Phase）と欠陥状態へと至る「シューブ」（Schub）の区別は，すでにヤスパースにおいて認められる。

フーバーの経過類型学にとって，終末状態の記述が極めて重要で，これらは元々15の簡約類型に分類されていた。ここで構想される12の経過類型の観点からは，完全寛解，非特徴的残遺状態（構造変形と純粋残遺状態），特徴的残遺状態（純粋精神病，混合性残遺状態，欠陥精神病）に簡略化してまとめられる（▶表7.3）。

第 7 章　シュナイダーとコンラートの後継の精神病理学　115

表 7.3　フーバーによる統合失調症性精神病の転帰（イェーガーらによる改変，Jäger et al. 2014a）

完全寛解（精神病発現前の水準に戻ること）

非特徴的残遺状態
- 構造変形（疎通性障害や情動的障害を伴った精神病後のパーソナリティ変化）
- 純粋残遺状態（純粋欠陥症候群，エネルギー・ポテンシャルの減退，精神病質性－無力性あるいは偽神経衰弱性－器質性の病像［認知障害，易疲労感，能力についての不全感，緊張力低下，持続力低下，忍耐力低下などの症状を伴う］）

特徴的残遺状態
- 慢性純粋精神病（構造変形や欠陥はなく，産出性－精神病性症状のみ）
- 混合性残遺状態（純粋欠陥と産出性－精神病性症状［幻聴，妄想，表出障害など］との組み合わせ）
- 典型的統合失調症性欠陥精神病（純粋欠陥は典型的統合失調症の体験障害や表出障害，すなわち 1 級症状や 2 級症状の背後に隠れる）

　フーバーの終末状態の体系を見ると，コンラートやヤンツァーリックの影響が明らかである。例えば，構造変形や力動不全（本書 106 頁も参照），もしくはエネルギー・ポテンシャルの減退（本書 99 頁も参照）の概念に重要な意味がある。「力動不全」や「エネルギー・ポテンシャルの減退」はフーバーにより純粋欠陥と呼ばれ，「3 年以上持続する純粋な力動－認知性の欠損症候群」と考えられている（Huber 1999, 326）。さらに精神病理学的概念と神経生物学的所見を相互に関連づける試みも行われている。ここでは，いわゆる「純粋欠陥」の患者は特に，脳室拡大によって脳形態学的な特異性を示すことがわかっている（Gross und Huber 2008）。

早期発見プログラムの枠組みにおける基底障害概念の継承

　フーバーの精神病理学的方法，特に基底障害の構想は，近年，統合失調症の早期発見にとって大きな重要性をもつようになった。これに関しては，特にフーバーの弟子であるヨアキム・クロスタケッターが知られている。クロスタケッターは 1998 年の論文で，統合失調症性精神病において早期発見と早期介入は可能であるのかという問題に取り組んでいる。これ

が真実ならば，疾患克服から疾患予防へのパラダイム転換が起こるであろう（Klosterkötter 1998）。続いてボン大学基底症状評価尺度（BSABS）が統合失調症性精神病の早期発見にどの程度有用であるかについての調査が行われた。ある大規模研究の結果はこの特別な問題に対する評価尺度の有用性を示している（Klosterkötter et al. 2001）。これらの考察により得られた知見は今日すでに統合失調症の早期発見と早期治療に向けた既定の戦略の中に取り込まれている。そして基底症状は他の臨床基準と結びつき今なお重要な意義を持ち続けている（Schultze-Lutter et al. 2014）。

第**8**章

論理経験主義の影響を受けた精神病理学

8.1 精神医学と論理経験主義

論理経験主義の哲学的基礎

　論理経験主義もしくは論理実証主義は 20 世紀における認識論の最も重要な潮流の一つである。この文脈では，いわゆるウィーン学団のメンバーについて言及したい。例えば，モーリツ・シュリック（1882-1936），オットー・ノイラート（1882-1945），ルドルフ・カルナップ（1891-1979）が挙げられる。さらにはポール・オッペンハイム（1885-1977）やカール・グスタフ・ヘンペル（1905-1977）といった人物が重要であった。ヘンペルは精神医学でも重要な役割を果たした。論理経験主義が単一の思潮ではなく，異種の思想から構成されているとはいえ，2 つの本質的な原理が特徴として挙げられる（Hegselmann 1979）。

- 基礎定理によれば，認識はただ経験主義的な経験〔感覚的経験〕を通してのみ得ることができる。これはイマニュエル・カントのいう先験的総合判断の明確な否定を意味する。
- 意味定理は有意味な命題と無意味な命題の区別に関連している。有意味な命題は真か偽のどちらかであるのに対し，無意味な命題は擬似問題〔客観的に検証できない問題〕につながるため避けるべきである。有意

味な命題は経験的な調査によって再検証されるか，純粋な論理学的連関
へと結びつくかのいずれかである。

こうした論理経験主義の基本前提から一連の結果が導き出だされる。

- 形而上学は強く批判される。なぜなら，その言明（Aussage）は無意味
  な命題すなわち擬似命題の典型として見なされるからである。これは伝
  統的哲学に根本的な疑問を呈することになる。
- 続いて，科学の論理学の原理が従来の哲学に取って代わるよう要請され
  る。これにより，諸概念の論理的な明確化が目標とされる。
- そのような意味から，カルナップは統一科学の計画を追求する。いかな
  る科学の言明も１つの言語で定式化されるべきであり，その言語におけ
  る非論理的な概念は経験主義的な経験によって直接検証できるものか，
  経験から間接的に導出できるものと関連づけられる。この経験的な言明
  に加えて，論理学的な概念に独立した地位が与えられている（訳注5）。

このようにして自然科学と精神科学の方法論的な区別は否定される。それ
に代わり，形式科学（Formalwissenschaft）と事象科学（Realwissenschaft）
に分類されることになる〔形式科学は論理学と数学を，事象科学は自然科
学，精神科学，心理学を含む〕。形式科学が論理的な概念を取り扱うのに
対し，事象科学は経験的に検証可能な言明と関連する。命題〔言明〕の妥
当性について，感覚性知覚を用いた経験的な検証により間主観的な合意が
得られる命題は，オットー・ノイラートの意味においてプロトコル命題と
呼ばれる。

　論理経験主義の思考と密接な関連があるのは，操作主義の考え方であ
る。この概念は，本質的には，物理学者であるパーシー・ウィリアムズ・
ブリッジマン（1882-1961）に遡る。彼の著作である『現代物理の論理』
は1927年に出版された（Bridgman 1927）。ブリッジマンは正確な専門用
語の必要性を強調し，これまで使われてきた用語の大部分が単に性質を述

べることで定義されていると批判する。これに代わり，彼は科学で使われる用語を実験工程として明確な操作により定義することを提案し，以後，操作的（operational）と呼ばれるようになる。

カール・グスタフ・ヘンペルによる精神医学への論理経験主義の導入

哲学者であるカール・グスタフ・ヘンペルによって，論理経験主義思想が精神医学に紹介された。彼は1959年アメリカ精神病理学協会に，精神医学における方法論の基本問題についての講演のため招待された。ヘンペルにとって，経験に基づくデータがあらゆる科学的概念の出発点となる（Hempel 1994）。ここでは2つの原理が重要である。

● 始めに，事実は，客観的すなわち間主観的に検証できる明確な用語によって言い表されなければならない。このことはヘンペルにより実証的意味と呼ばれ，用語と事実と結びつける。
● しかし科学的概念は，実証的意味を超え一般法則性の定式化に至る必要がある。これによりはじめて説明や予測の基礎を作り上げることができる。そのような科学的概念と普遍妥当的法則との関連は，ヘンペルにより体系的意味と呼ばれる。

精神医学においても，1つの実証的意味に対し，様々な用語が使用される可能性を考慮し，ヘンペルは操作的定義の適用を提案する。彼は直接ブリッジマンの構想を引用している。そしていずれの精神医学用語においても，操作によって1つの定義が用意されるべきであるとする。しかしヘンペルは，心理学や精神病理学の用語への実験操作の適用は〔これらの用語が非常に内省的・主観的性質をもつため〕容易ではないことを認めざるを得なかった。したがって，彼は，精神医学が大幅に緩和された方法で操作主義を取り扱うことを容認し，本来の操作を断念する。ここで彼が要求するのは単に，個人が公に観察可能な（publicly observable）刺激状況で示す，公に観察可能な行動様式と精神医学用語を結びつけることである

(Hempel 1994)。このようにして科学的客観性への要請に応えることができるよう努めるべきとした。その後も，例えば精神科医のロベルト・E・ケンデルは，この非常に拡大解釈された操作主義を用いることが，精神医学における可能な唯一の道であるとした（Kendell 1978）。

精神医学の方法論における基本問題の検討

　論理経験主義の視点による精神医学の方法論的問題についての綿密な検討が，ハンス＝ユルゲン・メラー（1945生）の初期のモノグラフに見られる（Möller 1976）。それらは後の寄稿論文集において再度簡潔に要約されている（Möller 1993）。

　メラーは当初マックス・プランク精神医学研究所で，デトレフ・フォン・ツァーセンの指導の下，助手として勤務した。その後上級医としてミュンヘン工科大学病院に転勤した。1988年にはボン大学でフーバーの後任となった。最後には1994年から2012年までハンス・ヒピウスの後任として，ルードヴィヒ・マクシミリアン大学ミュンヘンの精神医学講座の教授を務めた。

　メラーは論述の中で，論理経験主義やカール・ポパー（1902-1994）の批判的合理主義という哲学的潮流について言及している。彼は，精神医学は事象科学の一分野であり，この分野に適した方法に従う必要があるとしている。事象科学の目標は「言明それぞれの説明や予測を，事象Aと事象Bを結びつける一般法則言明との関連づけによって行うこと」である。一般法則言明を知ることによって，一つ一つの例の「調査される現象に非常に効果的な影響を及ぼす」ことができる（Möller 1993, 3）。このような意味でメラーは説明の構造を事象科学の方法論の中心に置き，ヘンペルとオッペンハイムによる先行研究を参照する（Hempel und Oppenheim 1948）。彼らが記載した演繹的・法則的図式では，一般法則言明と個々の事象を指す初期条件が出発点となる（説明項）。これによりそれぞれの現象の言明（被説明項）が導き出される。そしてメラーはこの図式を精神病理学的問題に適用することを試みる。それに対しヤスパースによる了解の

方法は批判的に検討される。しかし，メラーが特に批判するのは精神分析の考え方である（訳注6）。

　続いて，一般法則言明は，基礎言明またはプロトコル命題の形で表される「事実の観察，または調査される現象領域の観察一つ一つに基づいて」成立することが示される（Möller 1993, 5）。したがって，その時々の観察を可能な限り正確な言語で捉える努力が求められる。このことは診断用語の統一化や明確化への要請につながり，特に標準化された自己評価尺度や他者評価尺度の発展によって達成される。これに関連してメラーは，複雑な精神病理学的事態を操作的に定義すること，すなわち高い信頼性をもって把握することがしばしば困難であると指摘する。しかし彼は標準化を追求する過程の中に複雑な現象を取り込んでいくことを支持している。ただし，その際一つのジレンマに目を向ける。「観察が細かくなればなるほど，その観察は益々，観察者間で一致する経験からは遠のいてしまう」（同10）。

　最後にメラーはいわゆる直観の役割を考察し，その重要性を強調する。

　　「仮説形成の始まりでは，直観を用いた観察が記述の基礎となり，時には仮説を発生させる要素となる。そのような直観的観察の結果は，程度の差はあるが広範囲に仮説や理論を形成する際の創造的・推論的試みを通して，さらに発展していく。したがって，経験科学にとっての重要性という点で直観や推論は過小評価されるべきではない。他方，それらだけでは経験科学にとって十分ではない。むしろ仮説の検証が決定的な段階となる。この仮説の検証の中で，有意味な事態が決められた法則体系に従い分析され，仮説と関連づけられる」（同12f）。

そして，メラーからすれば，経験主義に基づく精神病理学が，時に上辺だけの理解や「無思慮で感情のない計算」につながるとする批判は全く当を得たものである（同13）。これは特に，直観や創造性に欠けるという点で，科学への理解が不十分であることに起因すると彼は言う。

　また，ハンス・ハイマン（1922-2006）も精神病理学は経験科学であるとし，それに相応した方法論的原理を検討するよう求めている。この意味

122

から彼は精神病理学の対象領域を次のように述べる。

「その対象領域に含まれるのは，プロトコル命題，すなわち患者との交流の中で直接観察・経験できる障害された精神生活の現象，へと導き，その諸現象を秩序立て関連づける科学的方法の全てである」(Heimann 1982, 77)。

ハイマンは，どのようにすれば経験を間主観的に検証できるか，つまり客観化できるかという問題が本質的であるとしている。しかしこの場合，すでに精神病理学的な症状評価という事象そのものが理論的前提なくしては成立しないとハイマンは強調する。「症状の評価はすでに，ある目的へと方向づけられ，その目的自体も同様に理論的前提によって規定されている」(同76)。さらにハイマンによれば，精神病理学的現象のあらゆる学問的検討は全て還元的とみなされる。なぜなら医者と患者の出会いがいかなるものであっても考慮されるのは一部の決まった現象のみであるからである (訳注7)。このような還元主義は社会行動の特殊例と捉えられる。また，精神病理学に目標指向性あるいはテレオノミーの原理を考慮すること，例えばシステム論的モデルや構造的モデルを取り入れることも主張している。

8.2　精神科診断における信頼性の問題

　メラーやハイマンの考察は，精神科診断の信頼性の問題に直接つながっている。信頼性の概念は実験心理学に由来し，ある特徴が把握される確実性のことをいう (Lienert 1969, Stieglitz 2008)。異なる検者が評価を行う際，または調査を繰り返す際に，可能な限り同じ結果に至ることが重要である。信頼性の概念は，一方では，症状の水準すなわち特定の精神病理学的症状の有無や，時に症状の定量化の問題に関連する。他方では，疾病分類学の水準，つまり，ある経験科学の秩序・分類体系において一つの構成要素をどのように位置づけるかという問題にも適用される (Jäger 2015)。信頼性はたいてい観察者間の一致度の形で調査される（評者間信

頼性）。その場合，特定の患者が複数の検者に診察される。同時にあるいは別々に，可能なかぎり時間間隔を空けずに施行される。そして診断一致度が計算され，多くはいわゆるカッパ値の形で評価される（Cohen 1960）。

1950年代以降，精神科診断の信頼性について多くの研究が行われ，最終的に様々な総説としてまとめられた（Beck 1962, Kreitman et al. 1961, Spitzer und Fleiss 1974）。ここでは相当に低い信頼性が明らかとなった。この結果は精神科診断を文字通りの危機に陥れた。これに関連し，患者自身によるもの，例えば検者によって異なる答えをしたなどの理由は，差異のごく小さな部分であったことが判明した。差異のかなりの割合が個々の症状の把握における違いによって生じていた。しかしながら，差異の最も大きな部分は疾病分類学の水準で診断分類の明確な基準が欠けていたことに原因があった。（Ward et al. 1962）

疾病分類学の水準における信頼性の問題が明確となるのは，いわゆるUS/UK研究によってである。診断の分布に関し，米国と英国にはっきりとした違いがあることは，すでに1960年代の始めに指摘されていた（Kramer 1961）。例えば，米国では統合失調症の診断がより多く，英国ではうつ病の診断がより多く用いられていた。この相違がニューヨークとロンドンで実施されたUS/UKプロジェクトの出発点であった（Cooper et al. 1972）。この研究では，慣例的な臨床診断とともに標準化された診断も用いられた。そして一目瞭然の驚くべき結果となった。臨床診断については，やはりこれまで報告されてきた診断頻度に関する英国と米国の違いが明らかであったが，標準化された診断ではもはや根本的な違いは認められなかった。そして，これまでの差異は，もっぱら診断的慣例の違いに起因することが示された。つまり米国の統合失調症概念は明らかに英国よりも広く受け取られていた。US/UK研究によって，特に診断過程の標準化を追求すべきであるという結論が得られた。

8.3 標準化された検査測定法の発展

　精神科診断における信頼性の問題への答えとして，尺度（スケール）形式の測定法が発展し，それにより標準化された方法で精神病理学的な症状評価を行うことが可能となった。1つの尺度に1つの症状項目を割り当てることによって，ある特徴の有無についての検査として解釈できる。そして，心理学的検査の質を評価する基準も，この項目分類に転用される。多くの場合，3つの基準が区別される（Lienert 1969）。

● 客観性は診断検査がその時々の検者によって左右されない程度を表す。
● 信頼性はその検査の確実性を意味する。
● 妥当性はその診断検査の通用する程度を表す。

　これらの質を評価する基準には互いの重なり合いがある。客観性は信頼性の前提条件であり，他方，信頼性は妥当性の前提条件である。しかし逆に，高い客観性と信頼性は高い妥当性を保証するものではない。したがって，度々信頼性－妥当性ジレンマが問題となる（Möller 1993）。標準化された計測法の使用によって，精神病理学的な症状評価の客観性，信頼性そして妥当性を高めていく必要がある。ここでは大きく分け2種類の計測法がある。

● 自己評価計測法は，患者自身が処理を行う質問紙が重要となる。
● 他者評価計測法では，程度に差は有るが詳細な記述により特徴づけられる様々な症状がリストアップされることが多い。また通常，精神病理学的症状の重症度も定量化される。この場合，評定尺度（レーティングスケール）とも呼ばれる。

以下に3つの他者評価計測法，精神医学における方法論および記録法に関する協同研究班（AMDP: Arbeitsgemeinschaft für Methodik und

Dokumentation in der Psychiatrie）によるシステム，陽性・陰性症状評価尺度（PANSS: Positive and Negative Syndrome Scale），ハミルトンうつ病評価尺度（HAMD: Hamilton Depression Scale）を具体例として紹介する。

AMDP システムによる症状評価

　精神医学における方法論および記録法に関する協同研究班（AMDP）は 1965 年にドイツ語圏の精神科医によって発足した。その目的は精神病理学的な症状評価を標準化することであった（AMDP 2007）〔同書は第 8 版であるが，3 版の邦訳として，伊藤斉・浅井昌弘訳『精神医学における症状評価と記録の手引き─ AMDP System』国際医書出版がある。文献 11 とする〕。当初は，むしろ研究使用のための測定法を意図していた。しかし後に AMDP システムは日常臨床に取り入れられるようになった。精神的所見（100 の個別症状）と身体的所見（40 の個別症状）の評価に対する手引が AMDP システムの中心部分である。精神症状は以下の症状領域から構成される。

- 意識障害
- 見当識障害
- 注意力および記憶の障害
- 形式的思考障害
- 恐れと強迫
- 妄想
- 感覚錯誤
- 自我障害
- 情動性の障害
- 発動性および精神運動
- 日内変動
- 他の症状

AMDPシステムでは，いずれの症状も0から3の4段階（無，軽度，中等度，重度）で評価される。手引によれば，症状が検査不能である場合，または症状の有無が確実ではない場合，症状は陳述なし（keine Aussage）とする。AMDPシステムを用いることにより，横断面の精神病理学的所見が把握される。把握に要する期間は任意に選択できるが，調査前3-4日に限定することが提唱されている。すべての症状には定義が前置きされる。その後に解説や例示ならびに目盛りに対する説明が続く。最後に鑑別診断上，区別すべき徴候が取り上げられる。さらに半構造化されたインタビューの手引を自由に使うことができる（Fähndrich et al. 1998）。AMDPシステムは3種類の項目に大別される。

● いくつかの症状では（S項目），症状の有無の決定，場合によって重症度の決定は主に患者の自己陳述，自己報告，自己描写に基づいている。すなわち，患者が明確に事態について述べなければならない，あるいは検者にはそれを求める役割がある。
● これに対し，検者による他者観察だけが決定的である症状もある（F項目）。
● いくつかの症状では，両方の認識源が共に重要である（SF項目）。

ただしAMDPシステムの場合，あくまで他者評価方式であり，S項目においても患者の陳述を検証せずに自動的に受け入れるのではなく，むしろ検者の批判的評価が判定に決定的であることは強調されるべきである。

　AMDPシステムの適用を妄想症状の例で明確にしたい（▶表8.1）。その際，現象の形式的記述と内容的記述が区別される。すなわち検者は判定の時に形式的な面と内容的な面への考慮が求められる。そして，常に2箇所の記号化〔形式的記述の欄と内容的記述の欄にマークすること〕が必要となる。妄想気分においてのみ，内容が不明瞭であるため記号化は不要である〔形式面のみのマークでよい〕。妄想力動を例外として，諸症状では

患者の自己描写が極めて重要である（訳注8）。

表 8.1　AMDP システムにおける妄想症状

形式的記述
- 妄想気分（S）
- 妄想知覚（S）
- 妄想着想（S）
- 妄想思考（S）
- 体系化された妄想（S）
- 妄想力動（SF）

内容的記述
- 関係妄想（S）
- 被害妄想と迫害妄想（S）
- 嫉妬妄想（S）
- 罪責妄想（S）
- 貧困妄想（S）
- 心気妄想（S）
- 誇大妄想（S）
- その他の妄想内容（S）

　妄想は AMDP システムにおいて，どのように解されているのだろうか。まず以下のような定義が試みられる（AMDP 2007, 60）。

　「妄想は経験の現実性についての全般的変化を基礎に生じ，事実判断の誤りという印象を強く与える。この誤りは，先験的証拠（経験によらない確信）によって起こり，それが現実に反し健常者の経験や集団的な考えや信念に対立する場合でも，主観的な確信をもってそれに固執する」〔後半の文は文献11, 87頁〕。

この定義において，ヤスパースによる妄想基準との関連を見抜くのは容易である。AMDP システムでは，パラノイア的（妄想様）観念あるいは支配（完全に生活の中心を占める）観念は妄想基準を満たさず，マークすべきではないことが明示される。妄想知覚の症状は特別な位置を占める。AMDP システムでは，次のような定義となる。「現実の知覚が，多くは自

己関係付けという意味において，合理的あるいは情動的に了解可能な動機なしに，異常な意味をもつ。妄想知覚は，実際の知覚の妄想的な誤解である」（AMDP 2007, 63）。この箇所でもヤスパースやシュナイダーの論述との明確な関連が認められる。つまり検者は，個々の症例において，異常な関係付けに対し合理的または情動的な動機が存在するのかどうかの検証が求められる。その際，ヤスパースの意味での発生的了解を適用する必要がある。

　最後に，諸症状を列挙し，多様な自我障害を概観する。ここではシュナイダーの1級症状との関連が明白である。またAMDPシステムがドイツ語圏の伝統的精神病理学にいかに多くを負っているかが明らかとなる。

- 現実感消失（S）
- 離人症（S）
- 考想伝播（S）
- 思考奪取（S）
- 思考吸入（S）
- 他の外的被影響体験（S）

陽性・陰性症状評価尺度（PANSS）による症状評価

　AMDPシステムの使用により，精神障害の広範なスペクトラムの症状を把握できるが，標準化された検査測定法の多くでは，一部の症状領域に限定される。統合失調症性精神病の領域では，陽性・陰性症状評価尺度（PANSS）が多用される（Kay 1991）。PANSSは合計30項目を含み，それらは陽性症状の7項目，陰性症状の7項目，総合精神病理の16項目から構成される（▶表8.2）。各項目は1（なし）から7（最重度）の段階で評価される。それぞれ7段階の評価段階をもつ30症状全てが，説明やアンカーポイントを用い特徴づけられる。また，陽性症状，陰性症状，総合精神病理の下位得点が算出される。

　PANSSをAMDPシステムと比較すると，妄想症状の例で重点の置き

第8章　論理経験主義の影響を受けた精神病理学　129

表8.2　陽性・陰性症状評価尺度（PANSS）の概観

陽性症状
- 妄想（P1）
- 概念の統合障害（P2）
- 幻覚による行動（P3）
- 興奮（P4）
- 誇大性（P5）
- 猜疑心（P6）
- 敵意（P7）

陰性症状
- 情動の平板化（N1）
- 情動的引き籠り（N2）
- 疎通性の障害（N3）
- 受動性／意欲低下による社会的ひきこもり（N4）
- 抽象的思考の困難（N5）
- 会話の自発性と流暢さの欠如（N6）
- 常同的思考（N7）

総合精神病理
- 心気症（A1）
- 不安（A2）
- 罪責感（A3）
- 緊張（A4）
- 衒奇症と不自然な姿勢（A5）
- 抑うつ（A6）
- 運動減退（A7）
- 非協調性（A8）
- 不自然な思考内容（A9）
- 失見当識（A10）
- 注意の障害（A11）
- 判断力と病識の欠如（A12）
- 意志の障害（A13）
- 衝動性の調節障害（A14）
- 没入性（A15）
- 自主的な社会回避（A16）

〔稲田俊也・岩本邦弘・山本暢朋著『観察者による精神科領域の症状評価尺度ガイド　改訂第3版』じほう（文献12とする）112頁を基に作成〕

130

方の違いがはっきりする。AMDP システムは形式面と内容面を分けて考察するが，PANSS ではこの観点は欠けており，単に妄想（P1），誇大性（P5），猜疑心（P6），不自然な思考内容（A9）が区別されるのみである。自我障害の概念も PANSS では考慮されない。しかし，AMDP システムとは違い，PANSS は陰性症状の本質的な細かい把握が可能である。

PANSS の前提には，概念として，1980 年代の英国系アメリカ人の言語圏に由来し，次第に広まった統合失調症の陽性症状と陰性症状という二分法による分類がある（Andreasen und Olsen 1982，Crow 1980）。しかし，この方法は元々ドイツ語圏の精神病理学に淵源し，特にオイゲン・ブロイラー（1857-1939）による基本症状と副症状の区別に言及すべきである（Bleuler 1911）。またヤンツァーリックの構造力動論的方法も陽性／陰性概念の先駆けと捉えることができる。すなわち陽性症状は力動の逸脱として，陰性症状は力動不全として解される。

ハミルトンうつ病評価尺度（HAMD）による症状評価

うつ病性障害の諸症状を捉えるため，多くの尺度が用いられるが，中でも 1960 年のハミルトンうつ病評価尺度（HAMD）が最も知られている（Hamilton 1960）。しかし，この測定法では項目数の違う，異なる版が使用可能であることに注意を要する。表 8.3 に 21 項目版（HAMD-21）の症状を挙げる。

21 項目のそれぞれが症状の程度を評価されるが，大部分の項目では 0 から 4 の値での 5 段階評価が用いられる。ただし，いくつかの症状では 0 から 2 の 3 段階である。この評価をもとに，合計得点が算定される。ハミルトンうつ病評価尺度は特に，繰り返しの適用により経過の変化を捉えることに使用され，主に合計得点の変化で判断される。このようにして治療的介入の評価も可能となる。また，合計得点によってカットオフ値が算出される。例えば軽度，中等度，重度のうつ病を互いに区別することができる。ただし，ここでも測定法の異なる版（17 項目版と 21 項目版）があることに注意を払う必要がある。

第8章　論理経験主義の影響を受けた精神病理学　131

表8.3　ハミルトンうつ病評価尺度（HAMD）の21項目

抑うつ気分
罪責感
自殺
入眠障害
熟眠障害
仕事と活動
早朝睡眠障害
精神運動抑制
精神運動激越
不安，精神症状
不安，身体症状
身体症状，消化器系
身体症状，一般的
生殖器症状
心気症
体重減少
病識
日内変動
現実感喪失・離人症
妄想症状
強迫症状

〔文献12の73頁を基に作成〕

定量的な精神病理学データを用いた研究

　これまで述べた症状評価尺度を用いることで精神病理学的所見の定量化が目標となる。つまりAMDPシステム，PANSSおよびHAMDにおいて，それぞれの項目がその程度に基づいて量的に把握される。例えばAMDPシステムは0から3の評価が，PANSSでは1から7の段階づけが可能となる。

　そのデータ記録は，統計的方法で処理される。ここでは，因子分析，ク

ラスター分析，判別分析，多次元尺度構成法，潜在成長曲線分析といった多変量統計解析を挙げることができる。処理能力のあるコンピューターの発達により，こうした統計的方法が広範に用いられるようになった。これに関連し，カッツと共同研究者による『精神医学と精神病理学における分類の役割と方法論』（Katz et al. 1966），そしてオーバーオールとクレットによる『応用多変量解析』（Overall und Klett 1972）という歴史的に重要な著作について言及したい。これらの著作は定量的な精神病理学的研究方法の普及に貢献した。多変量統計手法の目的は，特に1件のデータ記録に含まれる変数の数を抑えることにある。例えば，因子分析は多くの変数（例えば一つ一つの精神病理学症状）から変数の根底にある少数の因子を推論する試みである。精神病理学的所見が定量的データ記録の形で存在すれば，ディメンジョナルな評価法の可能性が生じる。この場合，個々の症状・症候群間には流動的な移行があることが前提となり，疾病分類学的な分類は多くの場合否定される（Jäger 2015）。

　また，定量的な精神病理学的データを基礎とした統計分析は，多くの実際的な学術刊行物の土台である。これは特に治療研究に当てはまり，メタ解析に関する非常に広範な数学的モデルを用いてまとめられる。その結果は，根拠に基づく医療（エビデンスベースト・メディシン）の原則により治療指針に取り入れられている（Weinmann 2007）。

8.4　診断の操作化への追求

慣例としての診断

　症状評価のための測定法により，症状の水準で標準化された診断ができるようになった。通常は，諸症状の有無を確定した後に，疾病分類学の水準における1つの診断が割り当てられる。これが，1つの疾患分類体系に組み入れられることと解される（Jäger 2015）。しかし，疾病分類学の水準は，症状の水準に比べ大きな困難を伴うことが多い。このことは，例え

ば US/UK 研究でも示されていた（Cooper 1972）。以後，論理経験主義の基本計画に従い標準化や慣例化が追求されることになる。一例として，メラーは診断用語の統一化や明確化を要請した（Möller 1993）。

そのような慣例化の例は，すでにドイツの伝統的精神病理学，すなわちシュナイダーにおける循環病と統合失調症の鑑別類型学的な分類にみられる（本書48頁も参照）。シュナイダーはこの目的のために1級症状を作成し，これに基づいて統合失調症の定義を行った。「こうした体験様式が異論の余地なく存在し，身体的基礎疾患を見いだし得ない場合，我々は臨床上，謙虚さを持ちつつ統合失調症と呼ぶ」（文献4, 116頁）。このように，シュナイダーにとって統合失調症の診断は概念上の取り決めとなる。結局，統合失調症とは何かという記述はなく，どのようにすれば診断分類ができるかについて述べられるだけである。

PSE/CATEGO システム

精神科診断が更に発展するにあたり，PSE/CATEGO システムは重要な役割を果たした。現在症診察表（PSE: Present State Examination）は精神病理学的な症状評価のための構造化面接で1960年代に英国で発展した。1982年より第9版がドイツ語翻訳版の形で存在する（Wing et al. 1982）。現在症診察表は主に医者の診察技術を擬したものである。

現在症診察表を利用し，まず合計140の症状の有無と重症度が評価される。そして精神病理学の症状領域に従って18部門に分類される。現在症診察表では評価される症状の各々に，あらかじめ決まった質問が与えられている。検者が症状判定を確定した際は，追加の質問を省略することができる。症状の有無を決定するには，患者の答えではなく，検者による臨床判断が決め手となる。その際，検者は利用できる全ての情報源を取り入れねばならない。有りと評価された症状全てに，その例を記録することが求められる。現在症診察表ではシュナイダーの精神病理学との関連性がいくつか見いだされる。例えば，明示して1級症状を用いていることからも明らかとなる。すなわち PSE によって，させられ思考，考想伝播あるいは

考想奪取などの症状が把握される。

CATEGOは現在症診察表に準拠したコンピュータープログラムのことで，これによって現在症診察表のデータをさらに加工できるようになる。140の症状はまず，38の症候群にまとめられる。さらに，本質的には伝統的な疾病カテゴリーに依拠する記述分類に割り当てることも可能である。診断分類は，臨床における決定的所見を取り入れて成立している。統合失調症の診断では，シュナイダーが特徴づけた1級症状が重要な意義をもつ。つまりは，彼の統合失調症の定義がコンピュータープログラムに変換されていることになる。

PSE/CATEGOシステムは精神神経学臨床評価表（SCAN: Schedules for Clinical Assessment in Neuropsychiatry）に発展した。これはWHOの公式の測定法でありドイツ語の翻訳版が存在する（WHO 1995）。現在症診察表（PSE-10），臨床病歴表（CHS: Clinical History Schedule）あるいは項目グループチェックリスト（ICG: Item Group Checklist）といった構造化された症状評価法の手引に加え，評価のためのコンピュータープログラム（IS-HELL）がある。これらを用いることでICD-10やDSM-IVの診断を導き出すことが可能となる。

新クレペリン主義と診断基準の発展

英国におけるPSE/CATEGOシステムの発展に決定的な役割を果たしたのは新クレペリン主義の思潮であり，1970年代に米国で著しい影響力をもった（Blashfield 1984）。米国精神医学は1970年代まで，主として精神分析思想に大きな影響を受けていた。新クレペリン主義者はそれに対し，精神医学は医学の一部門であり自然科学の方法理念を模範とすべきであるとの意見を代表していた。すなわち精神医学は特に精神疾患の生物学的側面を扱うべきであるとした。加えて，疾患分類の問題への取り組みが非常に重要視された（Klerman 1990）。「新クレペリン主義者」によって，いわば米国精神医学の再医学化に至ったといえる（Sashbin 1999）。実際このことは，常に精神医学は医学の一部であるとみなしてきたヨーロッパ

第8章　論理経験主義の影響を受けた精神病理学　135

大陸精神医学への接近を意味した。

　最も重要な業績の一つに，1970年に出版された『精神疾患における診断有用性の確立：統合失調症に対する適用』という論文がある（Robins und Guze 1970）。彼らは，始めにカテゴリーによる精神障害の診断に対する支持を表明する。そして経験的研究に基づき，カテゴリー診断を適用できる分類体系を要請する。ここでは当然，論理経験主義の影響が認められる。その上で5つの段階から成る，分類体系の発展のための経験的なモデルを発表した。5つの段階とは臨床記述，臨床検査研究，他の障害からの分離，経過調査，家系調査である。

　その後1972年に発表された論文で，この計画は，特定の精神障害に関する明確な診断基準の発展へと結びついた（Feighner et al. 1972）。当時すでに，スピッツアーの指揮の下，DSM-Ⅲに向けた予備研究が始まっていた。ついには1975年スピッツアーを筆頭著者として研究用診断基準（RDC: Research Diagnostic Criteria）が公表された。それらは，1972年のファイナー（Feighner）基準を修正，推敲，明確化したものといえる（Spitzer et al. 1975）。この基準の主な役割は，明確な包含基準と除外基準を用いて，より均質な患者群を設定することにあると考えられた。ある診断カテゴリーに対し一定の診断基準を選択したことで，診断分類は操作的に定義されることになる。

DSM-Ⅲにおける操作的診断

　1975年の研究用診断基準で採用された，明確な包含基準と除外基準による操作的な診断方法は直接DSM-Ⅲの構想に取り込まれた（APA 1984）。1980年にDSM-Ⅲの手引が出版されると，いわば精神科診断の革命が起こった。DSM-Ⅲの診断原則には，以下のような際立つ特徴がある。

● 包含基準と除外基準の使用
● 要素主義的な精神病理学的アプローチ
● 記述的方法

- ●明確な疾患モデルの放棄
- ●カテゴリー体系の適用
- ●合併症の原則

これまで診断分類は臨床的・直観的方法で行われてきたが，今やそれらを
アルゴリズム形式で定められた規定に従い導き出すことが可能となった。
それぞれの包含基準と除外基準では，たいてい一つ一つの精神病理学的症
状やその持続期間の陳述が重要となる。個々の診断基準は主に記述的な水
準にとどまる。つまり，ほぼ明確に把握でき，その有無が評価者間で高い
一致度を得られるような個々の要素が診断に導入される。精神病理学的な
全体像は別々の要素に分解され，その有無に基づいて診断が導き出され
る。こうして互いに独立した論理的要素のような個別症状が取り扱われる
ことになる（Jäger et al. 2008）。診断分類を行う過程において，それぞれ
の症状の関係性や精神病理学的な諸症状がどのような順序で生じるのかと
いう問題は，ほとんど意味を持たない。

DSM-5 と ICD-10 への発展

　1987 年に DSM-Ⅲは改訂され，DSM-Ⅲ-R として出版された。1994 年
には DSM-Ⅳが出版された。新たな改訂の目的はこれまでの経験による基
礎づけを行うことにあった（Frances et al. 1989）。2000 年に DSM-Ⅳの
テキスト改訂（DSM-Ⅳ-TR）が行われた。同書では基本的な構成や診断
基準に関して本質的な変更はなかった。そして 2013 年 DSM-5 が発表され
た（APA 2013）。翌 2014 年にドイツ語版も出版された（APA 2014）。操
作的，すなわち基準志向型の診断原則は新しい版全体にわたって維持され
た。

　DSM-Ⅲが操作的診断を導入したことにより，ICD-9 は精神障害の領域
において重要性を失った。特に研究計画では，DSM-Ⅲの明確な診断基準
が指標となった。そして ICD-10 の作成の際も DSM-Ⅲや DSM-Ⅲ-R の原
則に準拠することとなった。1992 年に，まず ICD-10 の臨床記述や診断指

針が刊行された（WHO 1999）。1993年にようやくICD-10の研究用診断
基準が出版された（WHO 1994）。

8.5　評価尺度や操作的診断についての批判的考察

　今日まで，症状評価や精神科診断の標準化や慣例化についての批判があ
る。すなわち，多くの精神病理学的評価尺度や操作的診断マニュアルに対
する批判的な評価が行われている。両者は一体を成しているといえる。な
ぜなら，DSM-5やICD-10といった診断マニュアルに明示はされていない
が，操作的診断は，可能な限り標準化された症状評価を前提とするからで
ある。まず操作的診断において重要な批判すべき論点を要約する（Jäger
2015）。

● 全体像についての考察の不十分さ
● 主観的精神病理学の軽視
● 診断の通俗化への恐れ
● 妥当性を犠牲にした信頼性

操作的診断は，精神病理学的全体像を一つ一つの要素に分解する要素主義
的な方法によって行われる。個々の症状間の関係や全体の文脈との関連は
考慮されないことが多い。特にヤスパースの意味での主観的精神病理学の
領域が検討されることはほとんどない（Jäger et al. 2007）。こうした批判
はDSM-5やICD-10といった操作的診断マニュアルだけでなく，標準化さ
れた症状評価にも当てはまる。その際，全体の文脈は失われ，主観的な体
験様式に十分な注意が払われない恐れがある。さらに，評価尺度や基準志
向型の診断マニュアルの使用は，精神医学における症状評価や診断が通俗
化する恐れにもつながる。つまり，詳細な精神病理学的知識がなくとも，
適切な計測法を利用できるという印象を与えるかもしれない。DSM-5や
ICD-10に基準として挙げられる個々の症状が，勘違いされ単純にチェッ

クリストを使って聞き出され，検討もされずに診断アルゴリズムの中に組み込まれることがありうる。最後に，標準化された症状評価や診断を支持する人々も指摘したことではあるが，信頼性－妥当性ジレンマに直面せざるを得ない（Möller 1993）。

　特にザスのような精神科医は，評価尺度や診断マニュアルの広がりとともに，精神病理学的方法の及ぶ範囲が著しく制限される恐れがあることを強調する。これは，特に患者の主観的体験を対象とする方法にいえる。「例えば，感情移入，内省，発生的了解による心的過程の現象学的分析は，本質的に自己の知覚に基づいており，通常の信頼性の要求を満たすことは極めて困難であろう」（Saß 1987, 358）。それに応じて，焦点は他の現象領域に移されることになる。

　　「論理実証主義の潮流に伴い，体験のデータよりも比較的容易に観察・調査可能な行動のデータに重点が置かれている。高度の理論や解釈を要求する複雑な精神病理学的現象は著しく軽視される」（Saß 1987, 356）。

マインツ大学の精神科医であるヨハネス・グラッツェルは，標準化された症状評価や診断に関連し，経験主義という名の精神病理学の廃止という言葉さえ用いている（Glatzel 1990）。彼は，症状評価や診断を行う上で，特に精神病理学の人間学的な見方を重要視する。グラッツェルによれば，精神病理学は臨床医に診断のための症状リストを提供することにとどまってはならない。このことを彼は率直な言葉で以下のように表現する。

　　「思うに，精神科医が統合失調症者やうつ病者に出会ったと確信する根拠が，名目論的に定義される，あるいは操作的に説明される，いわゆる精神病理学的な諸症状の提示にあるとの主張はとにかく不誠実である。精神科医は診断に求められる症状名を蒐集することで満足してはならない。－実験室の中で，精神的偏倚という現実に引きつけられることがなくなったのであれば別であるが。そして精神科医がさらに質問し，了解することに努め，生活史と生活状況と気づいた変化とを関連づけることによって，経験主義的精神医学の限界を超える。何といっても，この特別な異常性の本質をめぐる言明，例えば異常性は人間学的にどのような意味をもち，どのような価値を有するのかについての言明が重要である」

（Glatzel 1990, 279)。

標準化された症状評価や診断への批判的考察を行っているのは，ドイツ語圏の精神医学のみではない。例えば米国の精神科医ナンシー・アンドレアセンは2007年に発表された論文において，DSMに関連し米国における現象学の死という言葉を用いている（Andreasen 2007)。アンドレアセンは特に精神病理学の知識が次第に乏しくなっていることを批判している。例として，学生は重要な精神病理学者の基本概念に取り組む代わりに，DSMの基準を暗記するように促される。これに関し，彼女はドイツ語圏の伝統的精神病理学の価値をはっきりと強調し，この精神病理学の基礎に再び注目するよう求めている。

第9章

神経生物学の時代の精神病理学

9.1　脳の10年

　1990年代以降，大学精神医学は神経生物学研究の時代にある。このことは新しい研究方法の発展と関連していたのは確かであり，特にfMRIや分子遺伝学的な方法を挙げることができる。あわせて1990年米国政府によって脳の10年が宣言されたことも言及すべきである。これが神経生物学研究に対する大規模な経済的助成へとつながった。こうした努力により神経生物学の領域において著しい知見を獲得することになった(Tandon 2000)。脳の10年の最後の年にあたる2000年に，ノーベル医学生理学賞が3人の神経科学者，アービッド・カールソン（1923年生），ポール・グリーンガード（1925年生）およびエリック・カンデル（1929年生）に授与されたのも偶然ではないかもしれない。

　もっとも，このような神経科学の知見が精神医学に大きな利益をもたらすのか，全く対立する議論があって然るべきである。それにもかかわらず，特に大学精神医学は現在，神経生物学的方法に極めて強い影響を受けている。この研究方法には長い伝統があり，特にクレペリンの業績に拠り所を求めることができる。

9.2 エミール・クレペリンの意味での妥当化パラダイム

　エミール・クレペリンは，現代精神医学を決定づけた先駆者と考えられている。クレペリンは1856年にノイストリッツで生まれた。医学生時代にすでに，ヴィルヘルム・ヴント（1832-1920）の実験心理学に魅了されていた。特にフランツ・フォン・リネカー（1811-1883），ベルンハルト・フォン・グッデン（1824-1886）およびポール・フレッズィヒ（1847-1929）の下で勤務していた時も，彼は度々，ヴントの実験心理学研究室で，助手として研究を行った。現エストニアのドルパート大学における正教授としての活動後，彼は1891年ハイデルベルク大学の精神医学の教授職を引き受けた。1903年から1922年までついにはミュンヘン大学の正教授となり，その大学病院部門を指揮した。1917年にはその地にドイツ精神医学研究所を設立し，1926年の死まで研究所長を務めた。後のミュンヘンのマックス・プランク精神医学研究所はこの研究所に由来するようである。

　クレペリンは精神医学を医学の独立した一専門分野として確立するよう尽力した。この意味で彼は疾患の体系的分類を追究し，これを精神医学のあらゆる学問的努力の出発点とした（Kraepelin 1899）。彼は，疾患研究に様々な方法を適用できるよう，輪郭のはっきりとした疾患単位を根底に置いた。クレペリンによれば，精神疾患を分類する際，病因論によるか，神経病理学によるか，あるいは精神病理学によるかは重要ではなく，常に同一の疾患単位へと到達することになる。彼は，一貫した生物学的所見に欠ける現状においては，臨床的な経過観察に基づく疾患単位を構想していた。しかし，いずれ疾患個別の病因や神経病理が発見されるという目標を常に見失わなかった。したがって，クレペリンの疾患モデルは病因，神経病理および疾患経過が一致するという前提により特徴づけられる（▶図9.1）。この前提によれば，精神病理学的に分類される疾患群は病因論的所見や組織病理学的所見によって，その分類の妥当性が認められることになる。

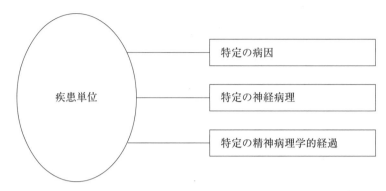

図 9.1　エミール・クレペリンの疾患モデル

　クレペリンの意味での妥当化モデル（Validierungsmodell）が 1970 年代にいわゆる「新クレペリン主義者」によって再び取り上げられた。「新クレペリン主義者」とは，精神医学を確固たる医学分野として捉え，自然科学の方法理念を模範とした米国精神科医のグループのことを指している。1970 年に発表された論文の中で，どのようにすれば経験的に基礎づけられた精神疾患の分類体系に到達できるか，についてのモデルを示した（Robins und Guze 1970）（本書 135 頁も参照）（▶図 9.2）。クレペリン同様，彼らも臨床記述や精神病理学的記述が，臨床検査研究，経過調査あるいは家系調査などの研究を更に行う上での出発点であるとしている（訳注 9）。

9.3　妥当化パラダイムとの決別

　近年，精神医学では，クレペリンや新クレペリン主義者の意味での妥当化モデルとの決別へとつながるパラダイム転換の機運が高まっているように思われる。妥当化パラダイムは，主として精神病理学的記述から出発し，神経生物学的所見の推測を試みる。すなわち，通常は精神病理学的症状を基に集められた患者群を，健常群と比較することによって，特異的な神経生物学的所見を追究する。

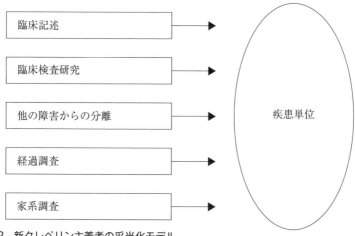

図 9.2　新クレペリン主義者の妥当化モデル

　ロシュトック大学の精神医学講座教授であるヨハネス・トーメは，分子精神医学の可能性について検討を行ってきた（Thome 2005）。彼は，もはや記述的精神病理学から研究を始め，その上で相関する生物学的基盤を探求することに同意していない。それに代わり，精神医学の真の疾病分類学へと至ることができるよう，始めから生物学的現象に依拠した逆転の研究方法を提案する。

　すでにここで姿を現しつつあったパラダイム転換は，2009 年に米国の国立精神衛生研究所（NIMH）で作成された研究領域基準計画（Research Domain Criteria(RDoC)-Project）において明確になった（Insel 2014）。この計画の目標は，基礎研究と臨床研究を統合して行うことや，そのための信頼性の高い測定指標を発展させることにある（Cuthbert und Insel 2013）。ここでは，基礎となる遺伝学的要因，神経生物学的要因，行動関連要因，環境関連要因，実験による要因それぞれが，疾患の様々な構成概念において統合を求められる。研究領域基準の構想は 2 次元のマトリックスで表現され，それは 8 つの研究水準（遺伝子，分子，細胞，神経回路，生理学，行動，主観的体験，研究の枠組み）と 5 つの領域（正の誘発反応の系，負の誘発反応の系，認知機能系，社交過程系，覚醒・調節系）から

144

構成される。最終的に，複合的に構成される研究水準によって，多様な研究方法を用いることが可能となる。研究領域基準計画では，様々な研究方法を互いに関連づけることが目的の一つとして掲げられ，こうして統合されたアプローチを目指すことになる。この計画は今後の研究の基盤となると考えられる。しかし，臨床診断への適用は，計画の初期段階にあり，むしろまだ懐疑的に評価されている。

米国の国立精神衛生研究所所長であるトーマス・R・インセルは，研究領域基準計画と「新クレペリン主義者」の方法，特に1970年のロビンスとグーゼの論文との比較を行っている（Insel 2014）。ロビンスとグーゼは当時，クレペリンの伝統に立脚した妥当化モデルを支持していた（Robins und Guze 1970）。インセルにとっては，今や研究領域基準計画によって精神科診断のパラダイム転換の時が到来したとする。つまり，妥当化パラダイムから機能的な研究方法への明らかな転換となる。

9.4　神経生物学的方法と精神病理学的方法の連係

精神病理学と神経ネットワークモデル

精神病理学の概念と神経生物学の研究結果を連係させようと，これまで繰り返し努力が行われてきた。例として，ヤンツァーリックやフーバーの考え方を先述した。マンフレート・シュピッツァーも以前はそれらの連係を求めて尽力していた。シュピッツァーは，始めにフライブルク大学病院やハイデルベルク大学病院に勤務した。1998年よりウルム大学の精神医学第三講座の教授となる。初期の論文で，彼は特に幻覚や妄想の現象に対する研究を行っている（Spitzer 1989）。この論文では最初に，妄想に関して以下の3つの基準を示したヤスパースの考察（本書20頁も参照）を引用する。

● 主観的な確信

第9章　神経生物学の時代の精神病理学　145

- ●訂正不能性
- ●内容の不可能性

シュピッツァーは，第三の基準を特に比較文化精神医学の見地から批判的に検討する。「内容の不可能性」を検証するには，たいてい〔その文化圏における内容の〕正しさ，正常の基準，実在性といった概念に立ち返る必要がある。しかしこの場合，一義的な言明ができないことが多い。つまりシュピッツァーにすれば，第三の基準は，明らかに制約を受けることになる。その基準は単に「妄想の存在を示唆するものとして臨床的に有用なだけであり，存在の規定には役立たない」。引き続き，彼は簡潔な妄想の定義を試みている。

> 「妄想の場合，形式的には心的状態の陳述と同様に表現されるが，内容においては心的状態ではなく間主観的に接近できる（「客観的な」）事態についての陳述が重要となる」（Spitzer 1989, 116）（訳注 10）。

以上より，妄想に関して実地臨床の観点では次のことが明らかとなる。「臨床で重要なことは，患者の陳述内容の経験主義的な真偽ではなく，どのように一人の人間がある種の陳述を行うか，その様子についての正確な把握である」（同 116）。

　その後の論文において，シュピッツアーは精神病理学的症状に対する神経ネットワーク概念の意義を研究課題とする。この関連では，『脳　回路網のなかの精神』という題名の一般向けの科学書籍について言及したい（Spitzer 2000）〔邦訳は村井俊哉・山岸洋訳，新曜社〕。精神疾患，特に統合失調症性精神病はネットワーク障害として捉えられる。このモデルでは，統合失調症性精神病に現れる形式的思考障害は，意味ネットワークにおけるシグナル・ノイズ比の低下のあらわれとみなされる。これらは時に神経調節物質であるドーパミンの欠如と関連する。シュピッツアーは，急性の妄想を神経調節の障害であるとし，慢性妄想は神経可塑性の障害であるとする。すなわち急性妄想はドーパミン活動性の増加と関連づけられ

る。それに対し，慢性妄想は<u>大脳皮質にある高次の地図状表象システムの</u>
<u>変形</u>とされる。シュピッツアーは，ここでヤンツァーリックの構造力動論
的考察，特に<u>構造変形</u>の概念に遡り，引用する。また，彼はヤンツァーリ
ックの意味において，治療として神経遮断薬が影響を及ぼし得るのは，急
性妄想における神経調節の障害だけであり，長期間貯蔵された表象の変形
には影響を及ぼすことはできないことを前提としている（本書108頁も参
照）。

機能的精神病理学という方法

　機能的方法は，精神病理学概念と神経生物学概念の連係を試みる一例と
なる。ここでは，始めにオランダの精神科医ヘルマン・ヴァン・プラーハ
と共同研究者の論文を取り上げる（van Praag und Leijnse 1965, van
Praag et al. 1987）。彼らは，生物学的精神医学にとって限定的な有用性し
かない，病理解剖学による伝統的な疾患概念を批判している。それに代わ
り，脳代謝の障害過程を研究する機能的な考察方法を提案する。この関連
において，特定の精神病理学的な症候群・症状と相関する神経化学的事象
が探求される。このことは特に，攻撃的な行動，不安，抑うつ性といった
精神病理学的症状の次元と関係するセロトニン代謝の観点から詳述される
（van Praag et al. 1987）。またドーパミン系は，うつや快楽消失（アンヘ
ドニア）と関連づけられる（van Praag et al. 1975）。

　パーソナリティ障害の領域における機能的概念は，米国の精神科医クロ
ード・ロバート・クロニンジャーにより発表された。この構想は，特定の
神経伝達物質と関連する，パーソナリティ特徴の3つの次元を出発点に置
く（Cloninger 1987）。

●感動を求める行動〔新奇性追求〕（ドーパミン系）
●回避行動（セロトニン系）
●報酬依存性（ノルアドレナリン系）

第9章　神経生物学の時代の精神病理学　147

機能的方法に対する他の提案として，デュッセルドルフ大学病院のヴォルフガング・ゲーベルとその共同研究者によるものがある。例として，彼らは神経精神的モジュールによる下位システムを基礎とした精神医学の分類学を構築することを提唱する（Gaebel et al. 2006）。これまで主流であった記述的精神病理学から機能的精神病理学への移行によって，生物・心理・社会モデルを背景に神経生物学の研究成果を統合できるような，モジュール・コネクショニズム的な精神障害の診断体系が追求される。

生物学的精神病理学の構想

　精神病理学の他の機能的アプローチには，ベルナー・ストリック率いるベルン大学病院によるものがある。この方法ではウェルニッケ－クライスト－レオンハルト学派の構想が継承されている。ストリックはヴュルツベルク大学病院のベックマンの下で勤務した後，1998年正教授および部門管理者としてベルン大学へ転勤となった。2011年にはトーマス・ディールクスとの共著で，『生物学的精神病理学』という著作を出版した（Strik und Dierks 2011）。同書では，まず神経科学の意義や精神病理学的概念に対する多様な射程が強調される。具体的には「精神医学の精神科学的次元と神経生物学的次元を再び共通の基盤にのせること」を要請する（同18）。その前提にあるのは，解釈学や現象学のような精神科学的方法と現代の神経生物学的方法は，むしろ有効に補い合うという考えである。

　この前提に基づき，ストリックとディールクスは，様々な精神病理学的症状を既知の神経機能システムと関連づけようとする。非常に重要なコミュニケーション経路群を中心とした機能システムが用いられる。これに関連して，対人コミュニケーションの3つの領域が重要と考えられ，神経生物学的に対応が推定される回路と結び付けられる。

● 言語領域（ウエルニッケ野を含む側頭葉とブローカ野）
● 情動領域（辺縁系）
● 運動領域（運動野，基底核，視床）

精神疾患の例で，この体系についてさらに詳述する。始めに様々な精神病理学的現象が上記の3領域に分類される。障害は機能亢進あるいは機能低下として把握され（▶図9.3），それらは，ウェルニッケ，クライストおよびレオンハルトの構想に比肩するような，システムに分化した研究方法へとつながっている。

	言語	情動	運動
機能亢進	＋	＋	＋
機能低下	－	－	－

図9.3　統合失調症性精神病におけるシステム分化的な研究方法

　システム毎の特徴的症状を把握するため，ベルン精神病理学尺度が作成された（Strik et al. 2010）。この尺度では症状が3つの領域，すなわち言語，情動および運動に分類される（▶表9.1）。一つ一つの症状は，それぞれ機能亢進または機能低下として障害されるという考え方であり，それぞれの項目は，変化なし，亢進（S＋，A＋，M＋），減弱（S－，A－，M－）に段階づけされる。更には，量的症状，質的症状，客観的徴候，主観的徴候，間接的徴候に区分される。最後に，検者は3つの領域それぞれについて，－3から＋3までの値で全体評点の採点が求められる。

精神病理学は代役なのか？

　神経生物学的研究の新しい知見を背景に，将来もなお精神病理学は必要であるのかという疑問が生じる。そして，今後数年のうちに精神病理学の知識は，神経生物学の知見によって次第に排除されると主張する人もいる。すでにコンラートは統合失調症研究の観点から，精神病理学研究に対

表 9.1 ベルン精神病理学尺度の概観

	言語（S）	情動（A）	運動（M）
量的症状	言語の自発性 言語の休止 会話の速度 考え 反応時間 対話の相手への反応	−	自発運動量 運動の休止 運動の速度 運動の可変性 運動の刺激反応性
質的症状	人物誤認 会話のまとまり 中断 ネーミング 意味の理解	−	運動経過 意志による運動の統制 運動の合目的性
客観的徴候	−	感情的反応 姿勢 運動経過 身振り 表情 呼吸 皮膚の色調 目 発汗 反射 音調 筋緊張	
主観的徴候	思考の流れ 思考の量 思考の明晰さ 会話への欲求	情動 憂慮 平穏 緊張 幸福 身体感覚 信頼 援助欲求 確信 人間相互間の接触	運動欲動 運動欲求
間接的徴候	−	支配観念または妄想 幻覚 情動的興奮 態度（感情） 接触（行動）	

する病態生理学研究の優位をはっきりと認めていた。この意味で，長らく成功していないものの，統合失調症の器質的な基盤をさらに探究することを彼は要求した。コンラートにとって，哲学的方法や人間学的方法は「この努力が問題の病態生理学的解決を麻痺させない限りにおいて」有益である（本書103頁も参照）。

　今日においても，特に当時マックス・プランク精神医学研究所所長であったフロリアン・ホルスボア（1945年生）は，精神障害の分子機序の解明により，伝統的な精神病理学概念が不要となり，個別化された治療が実現されるべきであると率直な意見を述べている（Holsboer 2009）。そのようなアプローチにおいて精神病理学は神経生物学的知見が十分そろうまでの間，単なる代役としての機能をもつことになる。

9.5　反動としての現象学的・生態学的構想

新しい現象学という哲学的潮流の影響

　自然科学中心の構想と対立する立場をとるのは，今日的な現象学的方法である。ここでの現象学は，この概念を静的了解の方法と解釈したヤスパースの意味で使われているのではない。むしろ，現象学を哲学的方法として基礎づけるのに決定的な関与をした哲学者エトムント・フッサール（1859-1938）の概念を指す。現象学は「本質を直接的に認識する」すなわち本質直観を行うという目標を追求する（Störig 1985, 585）。フッサールの著作は20世紀の哲学に多大な影響を与えてきた。フランスで現象学といえば，とりわけモーリス・メルロ＝ポンティ（1908-1961）が有名である。それに対しドイツ哲学では，キール大学の哲学者ヘルマン・シュミッツ（1928年生）に代表される新しい現象学の考え方を挙げることができる。精神病理学的な考察においても，これらの概念は重要性をもつ。シュミッツは自身の論述の中で，文化の抽象的基礎について徹底した考察を行っている。彼によれば，この基礎とは「誤信された自明性という固く刻み

込まれた層であり，意のままにならない生活経験と概念・理論・価値づけとの間のフィルターを形成している」（Schmitz 2009, 11）（訳注11）。シュミッツはギリシャ史の古典期に本当のパラダイム転換が起きたことの証明を試みる。その後のヨーロッパの文化に刻み込まれた，この新しいパラダイムは特に3つの特徴によって表されるとしている。

● 心理主義とはこの場合，「人間の体験すべてを内的世界にとどめおくこと」を指す（同14）。

● 還元主義は，「容易に同定可能で，操作や定量化がしやすいような徴表（Merkmal）という限定された性質にまで外的世界を磨いたもの」と表現できる。その徴表は「堅固な『物体としての身体』（Körper）の表面上に読み取ることができ，今日なお物理学の抽象的基礎全体を形成している」（同14）。ここでは単純な知覚を通して捉えられる徴表が重要となる（訳注12）。

● 最後に内面投入は，「還元主義により磨き落とされたくずを自らの占有のため用意された内的世界の中に蓄積させること」を意味する（同14）（訳注13）。

新しい現象学は，上記の心理主義・還元主義・内面投入による実体化の誤りから脱却するという目標を追求する。これは論理経験主義の基本計画に対する明確な拒否につながる。こうした文脈において，シュミッツは身体（Leib）という概念に取り組み，定義を試みる。

> 「私がその人自身の身体という場合，五感（視覚，聴覚，触覚，嗅覚，味覚）や知覚性の身体図式（つまり視覚や触覚の経験を通して導き出される自身の身体の習慣的表象像）が示すものに基づくのではなく，身体の領域で自ら感知できるものと捉えている」（同15f）。

身体体験（leiberleben）は特に，狭さと広さの次元の間で生じる。シュミッツにとって，感情は「空間的ではあるが，場所的に未規定的な仕方であ

ふれ出す雰囲気」（同23）であり，知覚は<u>身体的コミュニケーション</u>として捉えられる。このようにして自然科学的に形成された考え方との明瞭な境界が生じることになる。

> 「知覚とは何であるか，知覚はどのような構造や徴表をもつかという問いには，現象学者だけが適切に返答することができる。それに対し生理学者は，知覚する意識主体の還元主義的に標本化された身体における随伴事象の一部を研究しているのである」（同30）。

最後にシュミッツは，様々な空間構造を現象学的に区別しようとする（▶表9.2）。

表9.2　シュミッツにおける多様な現象学的空間構造の分類

空間構造	解　説
身体空間	狭さや広さを軸とし，身体の力動性や身体的コミュニケーションの構造によって規定される空間
感情空間	場所的に未規定な仕方であふれ出す雰囲気としての感情が広がる空間
場所空間と平面	身体が平面によって疎外されている空間，数学や自然科学の慣用の空間
居住	囲いこまれた〔安らぎの〕空間における感情の文化

身体や空間についての精神病理学的考察

　現象学という哲学的潮流についての考察は精神病理学にも影響を及ぼした。この例としてハイデルベルク大学の精神科医であるトーマス・フックスのアプローチを挙げることができる。教授資格論文は『身体と空間の精神病理学—うつ病性疾患と妄想性疾患に対する現象学的・実証的研究』という題である（Fuchs 2000）。この論文においてフックスはメルロ＝ポンティやシュミッツの論述を引用している。そして身体性が精神疾患の理解にとって重要な，中核をなす論点であると考えている。ここで，身体は

「境界をもつ物体ではなく，空間的存在の中心として」理解すべきである
という（同1）。こうしてフックスは慣習的な身体機能と意識状態の二分
法による二元論的理解を克服する目標を追求する。フックスは，さらに論
を進めるにあたり，以下のような主張を前置きしている。

> 「精神疾患を，非空間的または非世界的な主観的内面性の区分によって把握する
> ことも，外部に現れる症状と行動型あるいは神経生理学所見との組み合わせによ
> って把握することも適当ではない。なぜなら精神疾患の本来の場所は，身体と空
> 間が媒介する，主体と世界の間の生きられる関係の中に存在するからである」
> （同2）。

さらには多様な空間概念を列挙し，現象学的に特徴づけている（▶表
9.3）。このようにフックスは均一な体験空間を同じ中心をもつ様々な空間
性の様態に区分しようとしており，それゆえ球状の人間学とも呼ばれる。

表9.3　フックスにおける多様な空間概念の分類

多様な空間概念	解　説
身体空間	体感知覚の総体からなる空間
方向空間	知覚や運動の動きについての空間
気分空間	表現内容や感情内容の空間
人格空間	反省意識によるパースペクティヴ（視点）的な空間
生態学的空間	人間の生きられ，体験される環境世界の全て

　ここで構想された身体・空間的人間学は，様々な精神医学の疾患像に転
用される。フックスによれば，メランコリー性うつ病は身体の物体化
（Korporizierung des Leibes）とみなされる。この意味において，典型的
に出現する諸症状を様々な空間構造を侵襲する障害という観点から導き出
そうとする（▶表9.4）。メランコリー性うつ病で現れる変化について，
フックスは以下の文章で要約している。

> 「うつ病においては，身体と物体身体との人間特異的で弁証法的な関係はその平

衡を失っている。欲動の抑制は，物体化された硬直状態という結果になり，それは多様な様式で明らかとなる。身体空間自体においては苦痛に満ちた縮小として，方向空間においては重苦しさの優位すなわち遠心性の方向や行動遂行の抑制として，気分空間では共感的共鳴の喪失すなわち感情知覚の障害や疎外として明らかになる。身体の未来へ向けた能力の喪失は，既成物や過去が未来に対し圧倒する，生きられる時間の減速化や停止という形で現れる」（同120）。

表9.4　身体現象学によるメランコリー性うつ病症状の導出

空間構造	障　害	精神病理学的症状
身体空間	縮小（身体の狭さに硬直すること）	消耗 食欲低下 性欲減退 関心喪失
方向空間	知覚と運動の遠心方向の抑制	知覚障害 精神運動抑制
気分空間	共鳴喪失，疎外	感情喪失，不安，痛み 感情を身体的に感知できないこと 現実感喪失
人格空間	パースペクティヴ（視点）を変換する動きの麻痺 仮想的な他者の視点へと乗り越えることの不能	心気妄想 虚無妄想 罪責妄想

　フックスは統合失調症を，身体の病理を主とするのではなく，むしろ志向性の障害を伴った人格の病（Krankheit der Person）であると捉えている。具体的には「身体性を通じて世界へと向かう能力や，身体性から独立した現実性を構成する能力における人格の基本的な障害」であるとする（同123）。そして，こうした前提から知覚障害や思考障害などの統合失調症の典型的症状を導き出す試みを行なっている（訳注14）。

現象学的・生態学的方法の更なる発展

フックスは2008年に出版された著作『関係器官としての脳』において自身の考察を深め，精神医学または精神病理学全般に適用可能な現象学的・生態学的方法に至る（Fuchs 2013）。始めに神経生物学的な還元主義に対する徹底した批判を行う。これに関連し，フックスは主体の生活世界での経験に重要な意義があると主張する。

続いて，フックスは社会的・文化的・歴史的器官としての脳の概念を構想する。これまでの精神的過程と生理的過程による二元論に代わり，生物または人間の，物体身体と身体に区別される二重の相を設定する（訳注15）。そして論述は「現象学や解釈学を基礎とした，個人的で主体中心の精神病理学」の提示につながっていく（同294）。ここで脳は「第一に，媒介，変換，調節の器官として」捉えられる（同296）。フックスはさらに論を進める。「脳は，有機体と環境世界との関係の中に，そして人間では他者との関係の中に埋め込まれている」（同296）。従って，精神疾患は神経生物学的な機能不全では説明できないことになる。むしろ精神疾患は「他者との関係における人間としての病」であると考えられる（同279）。

ここで紹介した現象学的構想は，特に20世紀や21世紀初頭の他の精神病理学的方法と根本的に区別される。すなわち，それはハイデルベルクやチュービンゲンの精神病理学にも，ウェルニッケ–クライスト–レオンハルト学派またはゲシュタルト心理学の方法にも帰することができない。しかし，フックスがメランコリー性うつ病に関連し，身体空間の縮小について述べる時，まず頭に浮かぶのはヤンツァーリックの構造力動論との類似である。ヤンツァーリックはメランコリー性の気分変調における力動の縮小について論述していた（本書106頁も参照）。さらにフックスの場合，神経生物学との間にはっきりとした境界がある。実際，精神病理学的研究法と神経生物学的研究法を互いに連係させる試みも行われていない。これが実りある概念であるのかどうかは今後の評価を待たねばならない。

第10章

精神病理学の将来の展望

10.1 精神病理学における重要概念の振り返り

これまで精神病理学の様々な概念について述べてきたが，それぞれ重点の置き方に異なる特徴があった。ヤスパースの『精神病理学総論』は方法論的な考察に特徴づけられ，実地臨床への示唆にはあまり価値を置いていない。ヤスパースの精神病理学の中心には，客観的精神病理学（説明）を一方に，主観的精神病理学（了解）を他方とした方法的二元論がある。この意味から，説明可能な病的過程と了解可能な発展が区別される。さらにヤスパースの場合，類型概念が重要な意義をもつ。この部分でヤスパースはマックス・ウェーバーの論文の引用を行っている。

シュナイダーの『臨床精神病理学』も同様に，説明と了解の二元論で構成される。また類型学の概念が度々用いられる。彼は，精神病質パーソナリティの類型学を構想するが，それをヤスパースは，彼に宛てた手紙の中で，辛辣な言葉で批判した。さらに循環病と統合失調症の鑑別類型学のため1級症状がシュナイダーによって特徴づけられ，類型学的な分類に決定的な役割を果たした。こうして診断は言葉の上での取り決めとなる。

ガウプやクレッチマーにおけるチュービンゲン精神病理学では，病的過程と発展の区別も，説明と了解の厳密な区別も廃止される。妄想疾患はむしろ多次元的な出来事として捉えられる。それに対し，ウェルニッケ－クライスト－レオンハルト学派は別の道を歩んでいる。ここでは始めに，異

なる神経系がそれぞれ別の様式で障害される。その結果、異なる精神病理学的症状が導き出され、最後には内因性精神病の細分化された分類へと至る。これと対照的であるのは、コンラートのゲシュタルト心理学的方法である。レオンハルトは、それぞれ特定の機能系の障害によって生じる精神病理学的症状の限定されたグループを前提とするのに対し、コンラートはむしろディメンジョナルな考察方法と結び付く単一精神病構想を代表している。ヤンツァーリックによる構造力動論的方法やフーバーの基底障害概念は、主にコンラートやシュナイダーの業績を受け継いでいる。

論理経験主義の時代における精神病理学は、症状評価と精神科診断の標準化を追求する。これは特に、精神病理学的症状に関する評価尺度や操作主義的な診断マニュアルの発展と関連している。さらには形而上学的な思弁を排した上で、経験的に知見を導き出すことが求められる。この意味から了解精神病理学の方法は、むしろ懐疑的に評価される。しかし症状評価尺度を検討すれば、これらが様々な精神病理学的伝統に基づいていることは明白である。例えば、AMDP システムはヤスパースやシュナイダーの精神病理学に強い影響を受けている。これに対し、ベルン精神病理学尺度は、主としてウェルニッケ‐クライスト‐レオンハルト学派のアプローチを拠り所とする。

すでに、この数十年来、精神医学は神経生物学の時代となっている。今日確かに、百年以上支配してきたクレペリンの意味での妥当化パラダイムが、より機能的なアプローチにとって代わられていることは明らかである。これに関連する重要な問いは、将来、精神病理学的研究方法と神経生物学的研究方法がどのように連係していくのかということである。

本書で示された展開は、ヤンツァーリックの言葉を用いて的確に要約されうる。「いかなる時代も新しい精神病理学概念を発展させてきたが、見いだした概念の強調点はその時代ごとに異なる」(Janzarik 1982, 1)。この意味において、更なる展開の到来が期待をもって待たれるところである。

10.2 基礎学問としての精神病理学

　精神病理学は，精神医学の重要な基礎である。今日でも臨床判断の大部分は，精神病理学の知識を基に行われる。ヤスパースは，精神病理学という対象領域の境界画定に努めている。2つの本質的な論点が言及される（Jaspers 1913）。

● 精神生活の主観的体験様式と客観的現象の把握
● 人間の体験の条件，原因と結果の探究

第一の点は今日，記述的精神病理学と呼ばれることが多い（Scharfetter 2010）。この意味での精神病理学はしばしば，あるデータ領域すなわち精神病理学的症状の集合とみなされる。このデータ領域は，例えば，精神病理学的な評価尺度が適用された結果と同義となりうる。その際，精神病理学的症状の定量化や統計学的方法を用いての更なる加工が試みられることが多い。こうした方法は，数学的方法論の観点からすれば，適用されるモデルの必要条件をそのデータが満たす場合，たいてい批判の余地はない。しかし尺度水準や分布型などの統計基準を満たすかどうかだけではなく，内容の側面にも注意を払うべきである。だが，このことは十分に考慮されているとは言い難い。特にデータ加工の初期の工程に言えることであるが（Saß 1994），この段階ではヤスパースが綿密に記述した症状評価の方法論的問題を検討すべきである。したがって精神病理学は常に方法論として理解される必要がある。

　第二にヤスパースは人間の体験の条件，原因と結果の探究を要請する。彼にすれば，これらの探究は個々の現象の先入見無き把握があって初めて成り立つ。すなわち，始めに精神生活の客観的要素と主観的要素を一つ一つ区別して把握し，次に説明と了解の方法を用いて関連づけ，最後に疾患像などの全体性を追求する。もっともマックス・ウェーバーはその時点ですでに，社会科学の領域における「客観的」事実の「前提のない」描写に

ついて疑問視していた（Weber 1988）。つまり，一つ一つの現象を把握する時点ですでに，基準としての概念的思考に依拠せざるを得ない，あらかじめの選択が常に必要となると考えていた。ヤンツァーリックは〔想定上の客観性に基づく現象記述を〕精神病理学に転用することについて，次のような言葉で表現した。「記述的分類は確かに俯瞰的であるばかりか，十分に詳細でもある。しかし前提から自由とは言えず，心理学的・精神病理学的思考習慣と，その正嫡とみなされる臨床単位とに左右される」（文献9, 121頁）。

今後，精神病理学を方法に関する基礎学問としても捉えるべきである。ここで用いられる方法は神経生物学的研究法と比較しても，より重要性があると理解されるであろう。

10.3　人間学的視点の意義

人間学的視点を考慮しない精神病理学は存在しえない。様々な精神病理学概念が，まさにこの次元を求めて努力を重ねてきた。それぞれの症状は単に神経系の障害の表れとみなされるだけではなく，人間の実存の観点からも考察される。この方法はすでに，ヤスパースによって明確に記載されている（Jaspers 1946）が，その他にもヤンツァーリックの構造力動論や新しい現象学的方法において（Fuchs 2000）見出すことができる。シュミット＝デーゲンハルトにとって人間学的精神医学や精神病理学は「病める人間の個人性や精神疾患の実存的次元について熟慮すること」を意味する（Schmidt-Degenhard 1997, 479）。

当然そのようなアプローチは，精神病理学的症状を神経機能の障害に基づいて説明を試みる神経生物学的概念と対立するのは明らかである。また人間学的方法は，普遍的に現われる典型に都合の良いように患者の個別的な症状を抽象化するあらゆる試みとも競合する。例えばコンラートは，自身のゲシュタルト心理学的研究において，症例それぞれの個人性が重要なのではなく，「統合失調症という問題」が重要であると指摘した（Conrad

160

2002 文献8)。ここでコンラートは，人間学的精神医学の極めて重要な方向性を示す，ルードヴィッヒ・ビンスワンガーに遡る現存在分析をむしろ批判的に取り上げる。また，レオンハルトの努力は，個人の疾患の実存的次元に対するより，主として精神病理学的な一般法則性や典型的経過を得ることに向けられている。

精神病理学は常に，個人性と一般法則性が対立しながら，相互に影響を与えあう緊張の場の中にある。ここでは，2つの面のいずれもおろそかにされるべきではない。この緊張の場はすでに哲学者のヴィルヘルム・ヴィンデルバントによって，法則定立的な方法と個性記述的な方法の区別において指摘されていた（Windelband 1911）。

10.4　量的研究と質的研究の連係

将来の精神病理学の大きな課題として，量的研究と質的研究の連係が挙げられる。今日，標準化された症状評価を目的に，多くの尺度を用いることが可能である。これは特に明確な概念性を提供するという利点があり，個々の精神病理学症状を高い信頼性において把握することに寄与する。加えて，評価尺度を用いた研究は定量的な症状評価を可能とし，それに基づいて多様な統計分析を行うことができる。しかし問題の一つに，そのような統計モデルでは個々の症状が互いに独立した数学的要素のように扱われるということがある。したがって症状それぞれの相互関係や精神病理学的全体像が十分考慮されない恐れが生じる。この関連で言えば，ゲシュタルト心理学による，連合心理学の要素主義的方法に対する批判がある。

さらに，様々な測定法を適用する際には，確かな精神病理学の知識が必要であることに注意すべきである。それぞれの尺度の基礎には多種多様な精神病理学概念が存在しており，個々の現象の前提から自由な把握であると決して言うことはできない。また症状評価は，特定の尺度の症状を聴取することだけにとどまるべきではない。むしろ調査の基礎は対話でなければならず，その枠組みにおいて個々の症状の有無を「探求する」ことが可

能となる。ここで用いる技法は，方法論や基礎学問と解される精神病理学の重要な構成要素である（Janzarik 1976）。ザスによる「これらのますます抽象的になっているデータの大きな流れの源にある問題」を見失うべきではないとの警告もそのような意味で捉える必要がある（Saß 1994, 153）。特に純粋に図式的で定量的な行動に限定してしまうことは見かけの確かさを装い，精神病理学所見を具体性のないものとする。

　よって，標準化された測定法を症状評価に適用する場合，常に質的なアプローチが伴われるべきである。そしてこれは唯一，症例記述を通して可能となる。したがって症例記述は精神病理学の重要な方法の一つである。そのような症例記載で印象深い例は特に，ヤスパース，クレッチマー，コンラートおよびレオンハルトにみられる。こうした方法を用いることにより始めて，様々な症状の発展や相互の関係を十分具体的に説明することができる。これに対し，評価尺度の適用や統計分析だけに基づいた精神病理学の論文は，精彩に欠け，表現力にも欠けるように思われる。どのようにすれば量的研究と質的研究の連係が可能となるかは重要で実際的な問題である。

10.5　神経生物学的視点と精神病理学的視点の連係

　さらなる課題として挙げられるのは，精神病理学的研究法と神経生物学的研究法の連係である。ここでは精神病理学は独立した分野であり，神経生物学と対等な分野であるとの理解が求められる。さもないと精神医学の極めて本質的な部分が失われてしまうように思われる。

　目下，生物学的精神医学の伝統的な妥当化パラダイムに別れを告げ，より機能的方法へと向かっていることが明らかである。長い間，精神病理学の構成概念を神経生物学の研究結果と相関させることでクレペリンの構想やいわゆる「新クレペリン主義者」の意味での疾患単位を追求してきたのに対し，今日ではむしろ機能的な研究方法が優位である。2009年に米国の国立精神衛生研究所（NIMH）で提唱された研究領域基準（RDoC）計

画がおそらく，このパラダイム転換の最も明らかな徴候であろう。しかしそのような機能的アプローチにおいても，奥深い精神病理学的知見を用いずに進めていくことはできない。この関連で言えば，ベルン大学の研究グループが行ったように，ウェルニッケ−クライスト−レオンハルト学派による先行研究に立ち返ることは有益であろう。さらにはヤンツァーリク，フーバー，シュピッツアーの構想が神経生物学的方法と精神病理学的方法の連係を追求したことも言及の価値がある。

　原則として，これまで述べたアプローチ全てにおいて，この2つの異なる現象領域〔神経生物学と精神病理学〕は，許容範囲を超えて互いに混同される危険が常にある。これについて，ヤスパースは身体的先入見という言葉を用い，ウェルニッケの考えを脳神話と呼んだ。明晰な方法や概念をもつ論文にその危険性が最も高い。

10.6　精神病理学的な経過研究の可能性

　精神病理学的な経過研究は今後の精神病理学の重要な一分野である。すでにヤスパースは，「小さな範囲の症例にあてはまる精神病の類型的全体像を見出すこと」を要請していた（Jaspers 1913, 263f）。その際，彼は疾患経過全体の重要性を強調した。この方法は米国精神医学においても取り上げられた（Schwartz und Wiggins 1987）。

　精神病理学的な経過類型学では，精神障害の症状はランダムに出現するわけではなく，はっきりとした典型に沿って現れる，との前提から出発している（Jäger 2015）。このような典型の認識とその時間経過や治療への反応性についての知識は，精神科医や精神療法家の専門知識の重要な部分を成す。精神障害の典型的で，規則的に現れる経過類型を知ることは臨床判断の多くにとって重要である。ここで，精神病理学的知見の臨床における直接的な有用性が明らかとなる。

　どのようにして精神障害の細分化された経過類型を作成できるかという問題がある。これについては，まず統合失調症性精神病やうつ病の領域を

例として，すでに歴史的に多くの試みがあることに留意すべきである（Jäger et al. 2013; Jäger et al. 2014a）。確かに，歴史的に重要な類型が，教条主義的な意味で解釈され，もはや批判的にその背景を探ることがなくなる恐れはある。したがって統計的分析の可能性をもつ量的な精神病理学的方法も援用されるべきである。例えば，ある患者集団に対し長期間繰り返し評価尺度を用いて調査することが考えられる。そのデータから潜在クラス成長分析（LCGA）のような方法によって経過軌跡の同定が可能となる（Jäger et al. 2014b）。そして統計学的モデルの結果は症例記述による方法と組み合わせることもできる。しかし，そのような研究は未だほとんどない。

10.7　将来の精神病理学の展望

喜ばしいことに近年，精神病理学的問題への関心が再び高まりを見せている（Andreasen 2007, Stanghellini and Broome 2004）。しかし，今後の精神病理学は大きな試練に直面していると言える。ここでは特に3つの問題領域について言及したい。

- ●法則定立的方法と個性記述的方法の連係
- ●量的方法と質的方法の連係
- ●精神病理学的方法と神経生物学的方法の連係

今後の構想がこれらの緊張の場をどのように扱うか期待してよい。発見的方法によって導かれた経験科学（Janzarik 1994）（訳注16）という意味での精神病理学は，おそらく競合する多様なアプローチによって絶えず形作られていくのであろう。本書でこれまで述べてきた歴史的概念が範例となるのは確かである。しかし今日においても，これらの歴史的方法を繰り返し取り上げ，さらに発展させることが重要である。個々の概念によって精神病理学のあらゆる側面の把握ができる，さらには1つの理論で説明さえで

きると主張する場合には問題をはらむこととなる。そうした主張は，人間精神の複雑さから考えて退けられるべきである。むしろ取り得る接近方法が多様であることを考慮し，一つ一つの方法をそのつど批判的に検討し適用することが必要と思われる。これは精神病理学に限らず，精神医学全体に言えることである。

　また，いかなる概念が実地臨床に有用であるのかを明らかにすることが，今後の精神病理学の発展にとって決定的であろう。その方法が患者をより良く治療し，鑑定の態度決定の状況で正確な予見に役立つ場合には，有用といえる。しかし，そのような臨床の実用主義があるとはいえ，精神病理学はヤスパースの意味での独立した基礎学問であって，精神医学の補助手段としてのみ捉えられるべきではないことも考慮する必要がある。さらに言えば，精神病理学が学術領域において再び重要な位置を占めるようになることを願っている。

165

訳　注

1) 本書では Persönlichkeit の訳語は，文献 4 の針間博彦訳を参照し，「人格」ではなく「パーソナリティ」に統一した。これに伴い，引用している文献の訳文についても，断りなく訳語を変更している。

2) 『精神病理学総論』では，類型と類の例としてヒステリー性格，進行麻痺をそれぞれ挙げている（文献 1，321 頁）。文献 1 の種類，型の訳語について，本書では種類は「類」，型は「類型」と訳している。

3) ウェルニッケの理論の基礎には師であるマイネルトの考え方がある。マイネルトによれば脳の伝導系は投射系と連合系に分けられる。投射系では，感覚器官全体と筋肉全体がそれぞれ大脳皮質の特定の部位，いわゆる投射野と接続している。末梢の性質により異なるが，それぞれの投射野の細胞群は刺激伝達による興奮過程を繰り返すことで，持続的な変化を獲得する。すなわち，それらが投射野における感覚印象の記憶心像（Erinnerungsbilder）であり，運動形態の記憶心像である。連合系においては様々な記憶心像のモザイクが互いに接続しあい，概念形成および思考全体の解剖学的な基盤となる。ウェルニッケは，言語が大脳皮質の限局した領域と結びつき，その内容も感覚性や運動性の記憶心像から成立するのと同様，意識の内容も全ての記憶心像の総和，特に投射野間や皮質間の連合路による接続の結果生じた記憶心像の集合体（「概念」）の総和であるとする。すなわち精神の複雑さは神経線維の連合によって生じることになる。
因みに，ヤスパースは，ウェルニッケが投射野の細胞群の興奮と記憶心像を結びつけることや，神経線維による連合路と記憶心像の集合を結びつけることは，身体的な現象を精神的な現象と混同しているとして身体的先入見と呼んでいる（文献 1，21 頁）。

4) 表象と力動の関係について，文献 9 の訳者である岩井の解説を引用する。「心的場に顕現したものは，構造の顕現抑止作用によって力動的部分を奪われ，表象に標識づけられた準備性として構造にとりこまれて保持される。しかしそれらは場の負荷や，最終的には自己活動的にも，心的場に再び顕現しようとする。構造の高位機能である価値構築は，それらを顕現抑止することで，心的場を氾濫から防ぎ，その秩序と歴史的一貫性を保つ役割をする。精神障害ではこのような均衡がどこかで破綻していると著者〔ヤンツァーリック〕はみている」（岩井一正，精神医学文献辞典，弘文堂，485-486 頁）。

5)「〔略〕哲学の活動は科学の概念と言明の解明にあるのである。こうして，哲学

と専門科学における認識領域の分割は消滅するのである。すべての言明はただ一つの科学の言明である。科学の仕事は，言明の経験的内容に関わるか—つまり，観測し，実験し，経験的資料を収集し処理するか—，あるいは科学の言明の形式の解明—内容を考慮せずにあれ（形式論理），特定の概念間の論理的関係についてであれ（応用論理学としての構成理論，認識論）—に関わるかである」（カルナップ「科学の普遍言語としての物理的言語」竹尾治一郎訳，現代哲学基本論文集Ⅰ所収，勁草書房，188頁）。

6) メラーによれば，了解は説明と違い，用いられる法則言明が自らの行為に関する主観的経験や自分の生活経験から得られる他者の体験についての言明という特徴はあるが，論理的な論証構造については説明と同じ構造をもつとし，「説明としての了解」と述べる。精神分析理論についてはポパーのいう反証可能性の要請を満たすことができないという観点から批判している（Möller 1993, 4）。

7) ハイマンによれば，論理実証主義の意味で前提に頼らず一つの経験を捉える（直接経験する）ことは不可能であり，還元という過程が必要となる。標準化された検査測定法を用いた臨床は，人間の出会いという現象の全体から，ある面を選び出し，その他の面（例えば力動面や個々の症例の特殊性など）を捨象することによって，複雑な事象を単純化する還元的な過程である。また，精神病理学的現象の自由記述も現象全体を捉えているわけではなく同様に還元的で，例えば症例の選定ではある目的に方向づけられるなど前提が存在する。このような経験科学としての精神病理学では，治療者の主観的現象も間主観的な検証，客観化は可能であるし，知覚可能なものへと概念化せざる得ないことを主張する。

8) 妄想力動は「妄想における感情の関与，妄想において作用する発動性および情動の強さ」と定義される（文献11，89頁）。例えば妄想着想が活発なまたは激しい感情的な共振，精神運動性の亢進などの背景で起こる場合は非常に強い妄想力動がある。残遺妄想を例として感情の関与なく，特記する程の情緒的反応もなしに妄想が起こる場合には妄想力動は弱い。

9) さらに経過調査や家族研究の結果が，特定の臨床記述群の均一性を保証する，つまり診断を妥当化することを例に挙げ，以下のように述べる。「これら5つの段階が相互に作用し，ある段階における新しい知見が，他の諸段階を改良させ得ることが明らかとなるよう期待する。つまり過程全体が，より均一な診断群へとつながる，持続的な自己修正，純化の過程である」（Robins und Guze 1970, 984）。

10) 認識論的観点からすれば，「あらゆる健常人は自身の心的状態〔例として，歯痛がある，あれこれ考える，感じる〕について語る時，主観的に確信し，訂正不能である。妄想患者を健常者から区別するのは，自分の心的状態ではない領域，すなわち物事，出来事，他者における事態について主観的に確信し，訂正不能性に語ることである。」（Spitzer 1989, 88）妄想患者においては，間主観的に接近できる事態，すなわち誤謬の起こりうる，認識論的に2者間が決して非対称な関係ではない疎通可能な事態にまで「絶対性の要求」が拡大しているという。

11)〔シュミッツにとって〕現象とは「任意の想定をどのように変更しても変わることなく迫り来て，それが現われ出ることが真剣には否定しえないもの」である。ここから任意に変えたり消去しえない，つまり「意のままにならない（unwillkürlich）という性格」が導き出される。〔略〕事象のこうした特性のゆえに，恣意的に案出された理論や想定による事象の歪曲化をできるかぎり遠ざけておき，現象に固有な権限を保護することが可能になる（梶谷真司，シュミッツ現象学の根本問題，京都大学学術出版会，29-30頁）。

12) KörperとLeibは共に「身体」という訳語をもつが，シュミットやフックスを含め，現象学においてしばしば区別される。フッサール現象学において，「身体〔Leib〕は，一方で机や石などの他の物とともに客観空間の内部に位置する一対象（質量的物）であると同時に，他方でそこにおいて感覚が生ずる「能力」の担い手として主観に属するものでもある。すなわち身体は客観化するものであると同時に客観化されるものでもある。この場合の身体の物的（質量的）側面，客体的側面を表すのに物体〔Körper〕という語が用いられる。〔略〕これに対し身体は，その主観的・能力的側面を表すことになる」（斎藤慶典，現象学事典，弘文堂，404頁）。本書ではKörperを，物体としての身体，物体身体と訳し分けた。

13) 感情をはじめ感覚や思考や意志を，魂や意識といった名称で呼ばれる私秘的な内的世界の出来事と解し，外的世界と対置する考え方を，シュミッツは「内面投入論（Introjektion）」と呼ぶ（梶谷真司，シュミッツ現象学の根本問題，京都大学学術出版会，90頁）。

14) 本書ではPersonを人格，人間と訳し分けている。Personは他の生物とは異なり，人間を人間として成り立たせる本質的存在を示す哲学的概念であり，心理学的概念としての人格（パーソナリティ）とは異なる。フックスも人格を「存在の全体性」と言い換えている（Fuchs 2000, 123）。自分を意識するためには，自らの外に出て他者の視点から自身を再認する必要があり，この二重の存在をフックスはPersonと呼ぶ。人格を支える意識は単に内容を映し出す舞台としてだけで

はなく，対象や自己に向かう志向性という心的作用の形で生じることとなる。この作用によって人間は思考する際も，他ならぬ自らが考えていることに気づいており，感情や行動においても同様である。統合失調症では，中心的な障害としてこの志向性が障害されることにより知覚，思考，感情を自らのものと捉えることができず，ここから自我障害，幻聴，被影響体験などが説明される。
（Fuchs T (2002) Der Begriff der Person in der Psychiatrie. Nervenarzt 73: 239-246 も参照した）

15）上記の Person の概念は更に展開される。人間（Person）全体を精神と物体の二元論で表すことはできず，2重の相（Doppelaspekt）の概念が重要となる。生物や人間において，根底にある統一体としての Person は，身体（Leib）と物体身体（Körper）という異なる2つの姿で現われ出るが，それらは二元論のように互いに交わらない二項対立的なものではなく，「硬貨の裏表」のように互いの様相が媒介しあう相互補完性がある（Fuchs 2013, 107）。ただし，相互の移行はない。身体は身体性を介し，統合された心的・精神的な生の表出の形態で示され，物体身体は物理的過程や生理学的秩序において示される（同 265f）。「生物は物質的実体であるともに，生きている実体であり分けることのできない存在である」（同 109）。また，これらの2重の相をもつ人間は，環境世界や他者との相互循環的な作用により初めて規定され，記述可能となる。

16）ヤンツァーリックは同論文にて，発見的方法（Heuristik）を「得られた知見の確実性を根拠づけることはできないが，認識を拡大することに貢献し，暫定的ではあるが，物事を先導する思考法」と定義する（Janzarik 1994, 278）。臨床経験を分類する際や精神医学研究の基礎となる抽象概念を獲得・整理する際にその有効性が実証される。精神医学の歴史では，発見的方法により生まれた研究対象が経験科学的に観察・検証され，次第に経験科学の方法に従うこととなった。ヤンツァーリックはとりわけ感情疾患を例に，精神医学の疾患概念が生まれるにあたり，発見的方法が重要な役割を果たしたことを強調し，経験科学は本質的ではないとする。

169

本書で引用した邦訳文献 （著者名は本書の記載で統一した）

文献 1 ：カール・ヤスパース著，西丸四方訳『精神病理学原論』みすず書房，
　　　　1971

文献 2 ：カール・ヤスパース著，内村祐之・西丸四方・島崎敏樹・岡田敬蔵訳『精
　　　　神病理学総論』岩波書店，1953 － 56

文献 3 ：カール・ヤスパース著，山岸洋訳『新・精神病理学総論』学樹書院，
　　　　2014

文献 4 ：クルト・シュナイダー著，針間博彦訳『新版臨床精神病理学』文光堂，
　　　　2007

文献 5 ：エルンスト・クレッチマー著，切替辰哉訳『新敏感関係妄想』星和書店，
　　　　1979

文献 6 ：エルンスト・クレッチマー著，湯沢千尋訳『精神医学論集 1914 － 1962』
　　　　みすず書房，1991

文献 7 ：カール・レオンハルト著，福田哲雄・岩波明・林拓二監訳『内因性精神
　　　　病の分類』医学書院，2002

文献 8 ：クラウス・コンラート著，山口直彦・安克昌・中井久夫訳『分裂病のは
　　　　じまり』岩崎学術出版社，1994

文献 9 ：ヴェルナー・ヤンツァーリック著，岩井一正・古城慶子・西村勝治訳『精
　　　　神医学の構造力動的基礎』学樹書院，1996

文献10：ゲルト・フーバー著，林拓二訳『精神病とは何か』新曜社，2005

文献11：AMDP 編，伊藤斉・浅井昌弘訳『精神医学における症状評価と記録の手
　　　　引き— AMDP System』国際医書出版，1983

文献12：稲田俊也・岩本邦弘・山本暢朋著『観察者による精神科領域の症状評価
　　　　尺度ガイド　改訂第 3 版』じほう，2014

文献13：マンフレッド・シュピッツアー著，村井俊哉・山岸洋訳『脳　回路網の
　　　　なかの精神』新曜社，2001

※著者の引用の形に応じて，文末などを特に断らずに変更した箇所がある。精神分裂病の
訳語は，書名以外は統合失調症に変更した。

訳者あとがき

　本書はMarkus Jäger. Konzepte der Psychopathologie, 2016, Kohlhammer GmbH の全訳である。著者の経歴について紹介すると，1970年ミュンヘンにて出生，ルードヴィヒ・マクシミリアン大学ミュンヘンを卒業し，同大学で8章にも登場するハンス＝ユルゲン・メラー教授の指導の下，1998年博士号を取得している（テーマは「構造化面接によるDSM-Ⅲ-R診断と臨床的ICD-9診断の比較—後方視的研究」）。その後同大学助教を経て，2006年から2016年までウルム大学（ギュンツベルグ）の精神医学第二講座の上級医を務める。この間の2009年に教授資格を取得している（テーマは「操作的診断体系ICD-10およびDSM-Ⅳの実証的妥当化」）。2013年から2016年まで統合失調症性精神病の精神病理学的経過類型の同定に関する研究計画のリーダーを務める。さらに2014年の夏学期には，オルデンブルク大学で開催されたカール・ヤスパース講座の客員教授に招聘されている。2017年よりシュヴァーベン行政管区の病院の一つであるケンプテン（Kempten）病院で診療部門の責任者（Ärztlicher Direcktor）を務めている。現在に至るまで，操作的診断基準を用いた精神病理学的研究や経過調査研究を中心に多数の論文がある。

　本書自体がドイツ精神病理学の諸学説の解説書という性質をもっており，訳者が解説を付け加えることは不要であると考える。訳出の動機のみ記しておくと，訳者は元々，診断名や疾患概念についての興味からドイツ精神病理学に関するいくつか著書を読んできたが，訳者の理解不足もあり断片的な知識が得られたという感覚しかなく，何か見取図となるような書籍を探していた。そのような時に本書が目につき訳出を思い立った。本書の利点は，様々な精神病理学概念が網羅的に紹介されていることに加え，諸学説の比較を通しそれぞれの学説の理解を深められることにあると思われる。精神医学の方法論および基礎学問として，精神病理学が発展させて

きた様々な概念の可能性と限界について考えることは，直ちに臨床に役立つものではないかもしれないが，疾患の理解さらには臨床の深まりにつながると信じている。

翻訳において，原文の斜体部分は下線で表し，引用符は「　」を用いた。原文の丸括弧（　）は訳文でも（　）とし，訳注は〔　〕で挿入した。本書の訳出にあたっては，多くの邦訳文献を参照，引用させて頂いた。邦訳文献から引用した場合，欧文表記に加え邦訳文献のリストで示した番号を表示した。欧文表記のみの引用表示は訳者による訳である。

本書を出版してくださった星和書店の皆様に感謝申し上げます。特に岡部浩氏には，初めて本を出版する私に対し丁寧に対応してくださり，出版にご尽力頂きましたことを深謝いたします。

最後に，医師となった後，はじめて精神医学の奥深さや臨床の厳しさをご指導頂いた越野好文金沢大学名誉教授，温かい雰囲気の中で現在の仕事を支えて頂いている石川県立高松病院の北村立院長をはじめとする医局の先生方に感謝申し上げます。

そして，生活を支えてくれる家族，妻に感謝します。

平成30年9月

木谷　知一

文　献

American Psychiatric Association (Hrsg.) (1984) Diagnostisches und Statistisches Manual Psychischer Störungen. DSM-III. Deutsche Bearbeitung und Einführung von W. Koehler und H. Saß. Weinheim: Beltz

American Psychiatric Association (Hrsg.) (2013) Diagnostic and Statistical Manual of Mental Disorders, Fifth Edition. Arlington, VA: American Psychiatric Association.

American Psychiatric Association (Hrsg.) (2014) Diagnostisches und Statistisches Manual Psychischer Störungen DSM-5. Deutsche Ausgabe herausgegeben von Peter Falkai und Hans-Ulrich Wittchen. Göttingen: Hogrefe.

Andreasen NC (2007) DSM and the death of phenomenology in America: an example of unintended consequences. Schizophr Bull 33: 108–112.

Andreasen NC, Olsen SO (1982) Negative v. positive schizophrenia. definition and validation. Arch Gen Psychiatry 39: 789–794.

Arbeitsgemeinschaft für Methodik und Dokumentation in der Psychiatrie (AMDP) (Hrsg.) (2007) Manual zur Dokumentation psychiatrischer Befunde. 8. Aufl. Göttingen: Hogrefe.

Beck AT (1962) Reliability of psychiatric diagnoses: a critique of systematic studies. Am J Psychiatry 119: 152–169.

Blashfield RK (1984) The Classification of Psychopathology, Neo-Kraepelinian and Quantitativ Approaches. New York: Plenum Press.

Bleuler E (1911) Dementia praecox oder die Gruppe der Schizophrenien. In: Aschaffenburg G (Hrsg.): Handbuch der Psychiatrie, Teil 4. Leipzig: Deuticke.

Bormuth M, Dutt C, Engelhardt D v. Kaegi D, Wiehl R, Wohlgast E (Hrsg.) (2016) Karl Jaspers – Korrespondenzen. Psychiatrie, Medizin, Naturwissenschaft. Göttingen: Wallstein.

Bormuth M, Schneider F (2013) Psychiatrische Anthropologie. Zur Aktualität Hans Heimanns. Stuttgart: Kohlhammer.

Bridgman PW (1927) The Logic of Modern Physics. New York: Macmillan Press.

Bürgy M (2007) Prolegomena zur Psychopathologie der Verzweiflung. Nervenarzt 78: 521–529.

Cloninger CR (1987) A systematic method for clinical description and classification of personality variants. Arch Gen Psychiatry 44: 573–588.

Cohen J (1960) A coefficient of agreement for nominal scales. Educational and Psychological Measuremet 20: 37–46.

Conrad K (1958) Das Problem der »nosologischen Einheit« in der Psychiatrie. Nervenarzt 11: 488–494.

Conrad K (2002) Die beginnende Schizophrenie: Versuch einer Gestaltanalyse des Wahns. Köln: Psychiatrie Verlag

Cooper JE, Kendell RE, Gurland BJ, Sharpe L, Copeland JRM, Simon R (1972) Psychiatric Diagnosis in New York and London. Moudsley Monograph No. 20. London: Oxford University Press.

Crow T (1980) Molecular pathology of schizophrenia: more than one disease process? Br Med J 280: 66–68.

Cuthbert BN, Insel TR (2013) Toward the future of psychiatric diagnosis: the seven pillars of RDoC. BMC Medicine 11: 126.

Engel G (1977) The need for a new medical model: a challenge for bio-medicine. Science 196: 129–135.

文献 173

Fähndrich E, Stieglitz RD (1998) Leitfaden zur Erfassung des psychopathologischen Befundes. Halbstrukuriertes Interview anhand des AMDP-Systems. 2. Aufl. Göttingen: Hogrefe.

Feighner JP, Robins E, Guze SB, Woodruff RA, Winkour G, Munoz R (1972) Diagnostic criteria for use in psychiatric research. Arch Gen Psychiatr 26: 57–63.

Frances AL, Widiger TA, Pincus HA (1989) The development of DSM-IV. Arch Gen Psychiatry 46: 373–375.

Franzek E, Becker T, Hofmann E, Flöhl W, Stöber G, Beckmann H (1996) Is computerized tomography ventricular abnormality related to cycloid psychosis? Biol Psychiatry 40: 1255–1266.

Fuchs T (2000) Psychopathologie von Leib und Raum. Phänomenologisch-empirische Untersuchungen zu depressiven und paranoiden Erkrankungen. Darmstadt: Steinkopff.

Fuchs T (2013) Das Gehirn – ein Beziehungsorgan. 4. Aufl. Stuttgart: Kohlhammer.

Gaebel W, Wölwer W, Zielaseck J (2006) Von der deskriptiven zur funktionalen Psychopathologie. Auf dem Weg zu einer modularen Psychiatrie. Die Psychiatrie 3: 221–232.

Gaupp R (1910) Über paranoische Veranlagung und abortive Paranoia. Centralblatt f Nervenheilkunde und Psychiat 33: 65–68.

Gaupp R (1914a) Zur Psychopathologie des Massenmordes. Hauptlehrer Wagner von Degerloch. Eine kriminalpsychologische und psychiatrische Studie. Berlin: Springer.

Gaupp R (1914b) Die wissenschaftliche Bedeutung des »Falles Wagner«. Münchner Med Wochenschr 61: 633–637.

Gaupp R (1920) Der Fall Wagner. Eine Katamnese, zugleich ein Beitrag zur Lehre der Paranoia. Z g Neurol Psychiat 60: 312–327.

Gaupp R (1947) Zur Lehre von der Paranoia. Nervenarzt 18: 167–169.

Glatzel J (1990) Die Abschaffung der Psychopathologie im Namen des Empirismus. Nervenarzt 61: 276–280.

Gross G, Huber G (2008) Psychopathologie der Schizophrenie und Brain Imaging. Fortschr Neurol Psychiat 76, Supplement 1: S49–S56.

Gross G, Huber G, Klosterkötter J, Linz M (1987) BSABS. Bonner Skala für die Beurteilung von Basissymptomen. Berlin: Springer.

Häfner H (2013) Karl Jaspers. 100 Jahre »Allgemeine Psychopathologie«. Nervenarzt 84: 1281–1290.

Hamilton M (1960) A rating scale for depression. J Neurol Neurosurg Psychiatry 23: 56–62.

Hegselmann R (1979) Otto Neurath – Empirischer Aufklärer und Sozialreformer. In: Hegselmann R (Hrsg.): Otto Neurath. Wissenschaftliche Weltauffassung, Sozialismus und Logischer Empirismus. Frankfurt: Suhrkamp. S. 7–78.

Heimann H (1982) Psychopathologie als Erfahrungswissenschaft. In: Janzarik W (Hrsg.): Psychopathologische Konzepte der Gegenwart. Stuttgart: Enke. S. 75–84.

Hempel CG (1994) Fundamentals of Taxonomy. In: Zadler JZ, Schwartz MA, Wiggins OP (Hrsg.): Philosophical Perspectives on Psychiatric Diagnostic Classification. Baltimore, London: John Hopkins University Press. S. 315–331.

Hempel CG, Oppenheim P (1948) Studies in the logic explanation. Philosophy of Science 15: 135–175.

Holsboer F (2009) Biologie für die Seele: Mein Weg zur personalisierten Medizin. München: Beck.

Huber G (1966) Reine Defektsyndrome und Basisstadien endogener Psychosen. Fortschr Neurol Psychiat 34: 409–426.

Huber G (1983) Das Konzept substratnaher Basissymptome und seine Bedeutung für Theorie und Therapie schizophrener Erkrankungen. Nervenarzt 54: 23–32.

Huber G (1999) Psychiatrie: Lehrbuch für Studium und Weiterbildung. 6. Aufl. Stuttgart: Schattauer.

Huber G, Gross G, Schüttler R (1979) Schizophrenie. Verlaufs- und sozialpsychiatrische Langzeituntersuchungen an den 1945–1959 in Bonn hospitalisierten schizophrenen

Kranken. Berlin: Springer.

Insel TR (2014) The NIHM Research Domain Criteria (RDoC) Project: Precision medicine for psychiatry. Am J Psychiatry 171: 395–297.

Jäger M (2015) Aktuelle psychiatrische Diagnostik. Ein Leitfaden für das tägliche Arbeiten mit ICD und DSM. Stuttgart: Thieme.

Jäger M, Frasch K, Becker T (2008) Die Krise der operationalen Diagnostik in der Psychiatrie. Nervenarzt 79: 288–294.

Jäger M, Frasch K, Lang FU, Becker T (2013) Psychopathologische Differenzierung depressiver Syndrome. Fortschr Neurol Psychiat 81: 689–696.

Jäger M, Lang FU, Becker T (2015) Karl Jaspers und die Herausforderungen der Sozialpsychiatrie. Psychiat Prax 42: 15–20.

Jäger M, Scholz I, Becker T, Lang FU (2014a) Verlaufstypologien schizophrener Psychosen. Fortschr Neurol Psychiat 82: 457–446.

Jäger M, Strauß A, Frasch K, Becker T (2007) Konzeptuelle Grundlagen der operationalen Diagnostik in der Psychiatrie. Fortschr Neurol Psychiat 75: 478–483.

Jäger M, Weiser P, Becker T, Frasch K, Längle G, Croissant D, Steinert T, Jaeger S, Kilian R (2014b) Identification of psychopathological course trajectories in schizophrenia. Psychiatry Res 215: 274–279.

Janzarik W (1974) Jaspers, Kurt Schneider und die Heidelberger Psychopathologie. Nervenarzt 55: 18–24.

Janzarik W (1976) Die Krise der Psychopathologie. Nervenarzt 47: 73–80.

Janzarik W (1982) Einführung. In Janzarik W (Hrsg.): Psychopathologische Konzepte der Gegenwart. Stuttgart: Enke. S. 1–3.

Janzarik W (1988) Strukturdynamische Grundlagen der Psychiatrie. Stuttgart: Enke.

Janzarik W (1993) Seelische Struktur als Ordnungsprinzip in der forensischen Anwendung. Nervenarzt 64: 427–433.

Janzarik W (1994) Heuristik und Empirie in psychiatrischer Anwendung. Nervenarzt 65: 277–281.

Jaspers K (1913) Allgemeine Psychopathologie. Ein Leitfaden für Studierende, Ärzte und Psychologen. Heidelberg: Springer.

Jaspers K (1923) Allgemeine Psychopathologie. 3. Aufl. Heidelberg: Springer.

Jaspers K (1946) Allgemeine Psychopathologie. 4. Aufl. Heidelberg: Springer.

Jaspers K (1963a) Eifersuchtswahn. Ein Beitrag zur Frage: Entwicklung einer Persönlichkeit« oder »Prozess«. In: Gesammelte Schriften zur Psychopathologie. Berlin: Springer. S. 85–141.

Jaspers K (1963b) Die phänomenlogische Forschungsrichtung in der Psychiatrie. In: Gesammelte Schriften zur Psychopathologie. Berlin: Springer. S. 314–328.

Jaspers K (1963c) Kausale und »verständliche« Zusammenhänge zwischen Schicksal und Psychose bei der Dementia praecox. In: Gesammelte Schriften zur Psychopathologie. Berlin: Springer. S. 329–420.

Katz MM, Cole JO, Barton WE (1966) The Role and Methodology of Classification in Psychiatry and Psychopathology. U.S. Department of Health, Education and Welfare, DHEW Publication No. (HSM) 72–9015.

Kay SR (1991) Positive and Negative Syndromes in Schizophrenia: Assessment and Research. Clinical and Experimental Psychiatry Monography No. 5. New York: Brunner/Mazel.

Kendell RE (1978) Die Diagnose in der Psychiatrie. Stuttgart: Enke.

Kleist K (1925) Die gegenwärtigen Strömungen in der Psychiatrie. Berlin: De Gryter.

Kleist K (1928) Über zykloide, paranoide und epileptoide Psychosen und über die Frage der Degenerationspsychosen. Schweiz Arch Neurol Neurochir Psychiat 23: 3–37.

Kleist K (1934) Gehirnpathologie. Vornehmlich auf Grund der Kriegserfahrungen, Leipzig: Ambrosius.

Klerman GL (1990) Paradigm shifts in USA psychiatric epidemiology since World War II. Soc

文献 175

Psychiatry Psychiatr Epidemiol 25: 27–32.

Klingberg S, Wittorf A, Meisner C, Wölwer W, Wiedemann G, Herrlich J, Bechdolf A, Müller BW, Sartory G, Wagner M, Kircher T, König HH, Engel C, Buchkremer G (2010) Cognitive behavioural therapy versus supportive therapy for persistent positive symptoms in psychotic disorders: the POSITIVE Study, a multicenter, prospective, single-blind, randomised controlled clinical trial Trials 11: 123.

Klosterkötter J (1998) Von der Krankheitsbekämpfung zur Krankheitsverhütung. Fortschr Neurol Psychiat 66: 366–377.

Klosterkötter J, Hellmich M, Steinmeyer EM, Schulze-Lutter F (2001) Diagnosing schizophrenia in the initial prodrome phase. Arch Gen Psychiatry 58: 258–264.

Kraepelin E (1899) Psychiatrie. Ein Lehrbuch für Studierende und Ärzte. 6. Aufl. Leipzig: Barth.

Kramer M (1961) Some problems for international research suggested by observations on differences in first admissions rates to the mental hospitals of England and Wales and of the United States, In: Proceedings of the Third World Congress of Psychiatry. 3. Aufl. Montreal: Toronto University Press. S. 153–160.

Kreitman N, Sainsburg P, Morrissey J, Towers J, Scrivener J (1961) The reliability of psychiatric diagnosis. J Ment Sci 107: 887–908.

Kretschmer E (1918) Der sensitive Beziehungswahn. Ein Beitrag zur Paranoiafrage und zur psychiatrischen Charakterlehre. Berlin: Springer.

Kretschmer E (1921) Körperbau und Charakter. Untersuchungen zum Konstitutionsproblem und zur Lehre von den Temperamenten. Berlin: Springer.

Kretschmer E (1950) Grundsätzliches zur modernen Entwicklung der Paranoialehre. Nervenarzt 21: 1–2.

Lang FU, Dudeck M, Becker T, Jäger M (2015) Die organische Persönlichkeitsstörung – konzeptuelle Grundlagen, Klinik und Therapie. Nervenarzt 86: 332–339.

Leonhard K (1948) Grundlagen der Psychiatrie. Stuttgart: Enke.

Leonhard K (1970) Biopsychologie der endogenen Psychosen. Leipzig: Hirzel.

Leonhard K (1972) Biologische Psychologie. 5. Aufl. Frankfurt: Barth.

Leonhard K (1991) Differenzierte Diagnostik der endogenen Psychosen, abnormen Persönlichkeitsstrukturen und neurotischen Entwicklungen. 4. Aufl. Berlin: Verlag Gesundheit.

Leonhard K (2000) Akzentuierte Persönlichkeiten. Würzburg: Wernicke-Kleist-Leonhard Schriftreihe.

Leonhard K (2003) Die Aufteilung der endogenen Psychosen und ihre differenzierte Ätiologie. 8. Aufl. Stuttgart: Thieme.

Lienert GA (1969) Testaufbau und Testanalyse. Weinheim: Beltz.

Möller HJ (1976) Methodische Grundprobleme der Psychiatrie. Stuttgart: Kohlhammer.

Möller HJ (1993) Psychiatrie als empirische Wissenschaft: Versuch einer Begriffsexplikation. In: Berger M, Möller HJ, Wittchen U (Hrsg): Psychiatrie als empirische Wissenschaft. München: Zuckerschwerdt. S. 1–16.

Overall JE, Klett CJ (1972) Applied Multivariate Analysis. New York: McGraw-Hill.

Praag HM van, Kahn RS, Asnis GM et al. (1987) Denosologization of biological psychiatry or the specificity of 5-HT disturbances in psychiatric disorders. J Affect Disord 13: 1–8.

Praag HM van, Korf J, Lakke JPWF, Schut T (1975) Dopamine metabolism in depression, psychoses, and Parkinson's disease: the problem of the specifity of biological variables in behaviour disorder. Psychol Med 5: 138–146.

Praag HM van, Leijnse B (1965) Neuberwertung des Syndroms. Skizze einer funktionellen Pathologie. Psychiat Neurol Neurochir 68: 50–66.

Robins E, Guze SB (1970) Establishment of diagnostic validity in psychiatric illness: its application to schizophrenia. Am J Psychiatry 126: 983–987.

Sashbin M (1999) Wendepunkte in der amerikanischen Psychiatrie des 20. Jahrhunderts (Übers. d. UH Peters), Fortschr Neurol Psychiat 58: 323–331.

Saß H (1985) Ein psychopathologisches Referenzsystem für die Beurteilung der Schuldfähigkeit. Forensia 6: 33–43.

Saß H (1986) Psychopathie – Soziopathie – Dissozialität. Berlin: Springer.

Saß H (1987) Die Krise der psychiatrischen Diagnostik. Fortschr Neurol Psychiat 55: 355–360.

Saß H (1994) Zur Problematik der operationalen Diagnostik in der Psychiatrie. In: Dilling H, Schulte-Markwort E, Freyberger HJ (Hrsg.): Von der ICD-9 zur ICD-10: Neue Ansätze der Diagnostik psychischer Störungen in der Psychiatrie, Psychosomatik und Kinder- und Jugendpsychiatrie. Bern: Huber. S. 149–156.

Scharfetter C (2010) Allgemeine Psychopathologie. Eine Einführung. 6. Aufl. Stuttgart: Thieme.

Schmidt-Degenhard M (1983) Melancholie und Depression. Stuttgart: Kohlhammer.

Schmidt-Degenhard M (1997) Zur Standortbestimmung einer anthropologischen Psychiatrie. Fortschr Neurol Psychiatr 65: 473–480.

Schmitz H (2009) Der Leib, der Raum und die Gefühle. Bielefeld: Sirius.

Schneider K (1919) Reine Psychiatrie, somatische Psychiatrie und Neurologie. Reine Psychiatrie, symptomatische Psychiatrie und Neurologie. Z Neur 49: 159–166.

Schneider K (1920) Die Schichtung des emotionalen Lebens und der Aufbau der Depressionszustände. Z Ges Neurol Psychiat 59: 281–286.

Schneider K (1923) Die psychopathischen Persönlichkeiten oder der Seelenstörungen und ihrer Behandlung. Leipzig: Deuticke.

Schneider K (2007) Klinische Psychopathologie. 15. Aufl. Stuttgart: Thieme.

Schott H, Tölle R (2006) Geschichte der Psychiatrie. Krankheitslehre, Irrwege, Behandlungsformen. München: Beck.

Schultze-Lutter F, Klosterkötter J, Ruhrmann S (2014) Improving the clinical prediction of psychosis by combining ultra-high risk criteria and cognitive basic symptoms. Schizophr Res 154: 100–106.

Schwartz MA, Wiggins OP (1987) Diagnoses and ideal types: a contribution to psychiatric classification. Compr Psychiatry 18: 277–291.

Spitzer RL, Endicott J, Robins E (1975) Clinical criteria for psychiatric Diagnosis and DSM-III. Am J Psychiatry 132:1187–1192.

Spitzer RL, Fleiss JL (1974) A Re-analysis of the reliability of psychiatric diagnosis. Br J Psychiatry 125: 341–347.

Spitzer M (1989) Was ist Wahn? Untersuchungen zum Wahnproblem. Berlin: Springer.

Spitzer M (2000) Geist im Netz. Modelle für Lernen, Denken und Handeln. Heidelberg: Spektrum.

Stanghellini G, Broome MR (2014) Psychopathology as the basic science of psychiatry. Br J Psychiatry 205: 169–170.

Stieglitz RD (2008) Diagnostik und Klassifikation in der Psychiatrie. Stuttgart: Kohlhammer.

Stöber G, Saar K, Rüschendorf F, Meyer J, Nürnberg G, Jatzke S, Franzek E, Reis A, Lesch KP, Wienker TF, Beckmann H (2000) Splitting schizophrenia: periodic catatonia-susceptibility locus on chromosome 15q15. Am J Hum Genet 67: 1201–1207.

Störig HJ (1985) Kleine Weltgeschichte der Philosophie. 13. Aufl. Stuttgart: Kohlhammer.

Strik W, Dierks T (2011) Biologische Psychopathologie. Stuttgart: Kohlhammer.

Strik W, Wopfner A, Horn H, Koschorke P, Razavi N, Walther S, Wirtz G (2010). The Bern Psychopathology Scale for the assessment of system-specific symptoms. Neuropsychobiology 61: 197–209.

Tandon PN (2000) The decade of the brain: a brief review. Neurol India 48: 199–207.

Thome J (2005) Molekulare Psychiatrie. Theoretische Grundlagen, Forschung und Klinik. Bern: Huber.

Ward CH, Beck AT, Mendelson M, Mock JE, Erbaugh JK (1962) The psychiatric nomenclature. Reasons for diagnostic disagreement. Arch Gen Psychiatry 7: 198–205.

文献 177

Weber M (1988) Die »Objektivität« sozialwissenschaftlicher und sozialpolitischer Erkenntnisse (1904). In: Gesammelte Aufsätze zur Wissenschaftslehre, 7. Aufl. Tübingen: Mohr. S. 146–214.

Weinmann S (2007) Evidenzbasierte Psychiatrie. Methoden und Anwendung. Stuttgart: Kohlhammer.

Weitbrecht HJ (1968) Psychiatrie im Grundriss. 2. Aufl. Berlin: Springer.

Wernicke C (1874) Der aphasische Symptomenkomplex. Eine psychologische Studie auf anatomischer Basis. Breslau: Cohn & Weigert.

Wernicke C (1906) Grundriss der Psychiatrie in klinischen Vorlesungen. 2. Aufl. Leipzig: Thieme.

Wiggins OP, Schwartz MA (2013) Karl Jaspers' multiperspectivalism. Psychopathology 46: 289–94

Wilmanns K (1932) Die Schizophrenien. In: Bumke (Hrsg.): Handbuch der Geisteskrankheiten, 9. Band, Spezieller Teil V. Berlin: Springer.

Windelband W (1911) Präludien, Bd 2. Tübingen: Mohr.

Wing JK, Cooper JE, Sartorius N (1982) Die Erfassung und Klassifikation psychiatrischer Symptome, Weinheim: Beltz.

World Health Organization (Hrsg.) (1994) Internationale Klassifikation psychischer Störungen: ICD-10, Kapitel V (F); Forschungskriterien/Weltgesundheitsorganisation. Hrsg. von H Dilling, W Mombour, MH Schmidt und E Schulte-Markwort. Bern: Huber.

World Health Organization (Hrsg.) (1995) Schedules for clinical assessment in neuropsychiatry. SCAN. Deutsche Übersetzung: Glülick-Bailer M van, Mauer K, Häfner H. Bern: Huber.

World Health Organization (Hrsg.) (1999) Internationale Klassifikation psychischer Störungen, ICD-10, Kapitel V (F); Klinisch-diagnostische Leitlinien. Übers. und hrsg. von H Dilling unter Mitarbeit von E Schulte-Markwort. Bern: Huber.

Zubin J, Spring B (1977) Vulnerability – a new view of schizophrenia. J Abnorm Psychol 86: 103–126.

索　引

あ

ICD-10　57, 134, 136
新しい現象学　Neue Phänomenologie
　　150
アナストロフェ　Anastrophé　97
アポカリプス　Apokalypse　95, 98
アポフェニー　Apophänie　95-98
RDoC-Project（研究領域基準計画）　143,
　　161
意志　Wille　16
意識外の機構　außerbewusste Mecha-
　　nismen　14, 18
意識混濁　Bewusstseinstrübung　47
意識内容　Bewusstseinsinhalt　72, 74
異常体験反応　abnorme Erlebnisreaktion
　　41, 44, 67
一級症状　Symptome 1. Ranges　49, 54,
　　57, 128, 133, 156
意味定理　Sinntheorem　117
陰性症状　Negativsymptomatik　128
ウィーン学団　Wiener Kreis　117
ウェルニッケ－クライスト－レオンハルト
　　学派　Wernicke-Kleist-Leonhard-
　　Schule　88, 90, 147, 156-157, 162
うつ病，うつ　Depression　51, 52, 63, 74,
　　82, 94
運動精神病　Motilitätspsychose　74, 84
AMDP　125-128, 131
エネルギー・ポテンシャルの減退
　　Reduktion des energetischen Poten-
　　tials　99

か

CATEGO　134

外界精神病　Allopsychose　74
カッパ値　Kappa-Wert　123
関係妄想　Beziehungswahn　22
還元主義　Reduktionismus　122, 151, 155
感情　Gefühl　16, 21, 28, 51, 59, 72, 78, 88,
　　90
　　感覚──　78
　　間接──　78
　　生気的──　52
　　本能──　78
　　欲動──　78
　　連合──　78
鑑別類型学　Differenzialtypologie　48, 55,
　　133, 156
慣例→取り決め
偽幻覚　Pseudohalluzination　16
気質　Temperament　87
基礎定理　Basistheorem　117
基底障害　Basisstörung　111, 113, 157
基底症状　Basissymptom　111, 116
気分　Gemützszustand, Stimmung　16, 53
気分変調　Verstimmung　50
基本症状　Elementarsymptom, Grund-
　　symptom　72, 112, 130
客観性　Objektivität　120, 124
客体　Objekt　16
経過類型（学）　Verlaufstypologie　99,
　　114, 162
経験科学　Erfahrungswissenschaft　121,
　　163
ゲシュタルト心理学　Gestaltpsychologie
　　67, 92, 95, 155, 159
ゲシュタルトの解体　Gestaltzerfall　98
ゲシュタルト分析　Gestaltanalyse　94,

102

欠陥　Defekt　81, 114

　　純粋──　115

欠陥症候群　Defektsyndrom　111

欠陥精神病　Defektpsychose　114, 115

幻覚　Halluzination　16

現在症診察表　PSE　133

原始反応　Primitivreaktion　62

現象学　Phänomenologie　11, 16, 54, 139, 147, 150

現存在分析　Daseinsanalyse　93, 160

構造　Struktur　105

　　──心理学　105

　　──不全　106

　　──変形　106, 108, 114, 115, 146

構造力動論　Strukturdynamik　104, 130, 155

好訴妄想，訴訟妄想　Querulantenwahn　22, 62

個性記述的な方法　idiografischer Ansatz　160, 163

固定化　Konsolidierung　92

困惑　Ratlosigkeit　20, 74

😣

罪業　Schuld　59

作業心理学　Leistungspsychologie　13

残遺状態　Residualzustand, Residuum　98-99, 101

　　混合性──　114

　　純粋──　114

　　特徴的──　114

　　非特徴的──　114

自我意識　Ichbewusstsein　16

自己精神病　Autopsychose　74

自己評価計測法　Selbstbeurteilungs-instrument　124

事象科学　Realwissenschaft　118, 120

疾患　Krankheit　40

疾患概念　Krankheitsbegriff　33, 40

疾患単位　Krankheitseinheit　24-26, 39, 42, 67, 75, 89, 141

疾患類型　Krankheitstyp　25

実験心理学　Testpsychologie　122

失語　Aphasie　31, 69

実証的意味　empirischer Gehalt　119

疾病意識　Krankheitsbewusstsein　20

支配観念　überwertige Idee　21, 61, 74, 88

自発運動　Initiativbewegung　72

周期性緊張病　periodische Katatonie　84, 91

主体　Subjekt　16

シューブ　Schub　100, 114

循環病　Zyklothymie　39, 48, 50, 55, 89, 105, 133, 156

症状的心理学　symptomatische Psychologie　13

情性の動き　Gemütsbewegung　53

情動　Affekt　8, 53, 72, 88, 105, 147

新クレペリン主義　Neo-Kraepelinismus　134

新クレペリン主義者　Neo-Kraepelinianer　142, 161

神経学　Neurologie　8

神経生物学　Neurobiologie　140, 143-144, 147, 148, 155, 157, 159, 161

心身問題　Leib-Seele-Problem　8, 14, 25, 38

身体精神病　Somatopsychose　74

身体病の要請　Somatosepostulat　41

診断　Diagnose　27, 38, 39, 47, 82, 108, 136

　　操作的──　137

　　標準化された──　123, 132

診断図式　Diagnoseschema　26, 32, 35, 55

心的あり方の異常変種　abnorme Spiel-

arten seelischen Wesens　39, 44
信頼性　Reliabilität　122-124, 137
信頼性 - 妥当性ジレンマ　Reliabilitäts-Validitäts-Dilemma　124, 138
心理主義　Psychologismus　151
SCAN　134
性格　Charakter　61, 62-63, 87
生気的感情　Vitalgefühl　52
精神医学　Psychiatrie
　人間学的――　32, 93, 160
　分子――　143
精神運動　Psychomotorik　75
精神的反射弓　psychischer Reflexbogen　13, 31, 70-71
精神病　Psychose　40, 45, 74, 77, 80, 89, 157
　運動――　74, 84
　外界――　74
　欠陥――　114, 115
　自己――　74
　身体――　74
　単一――　24, 26
　病相性――　80
　不安 - 恍惚性――　87, 90
　不安――　74, 101
　類循環性――　76, 80, 83, 91
精神病理学　Psychopathologie
　構成的・発生的――　32
　客観的――　12, 89, 156
　主観的――　15, 89, 137, 156
　――的な検索システム　109
精神分析　Psychoanalyse　32, 121
説明　Erklären　11, 67, 93
　因果的――　14
説明妄想　Erklärungswahn　72
先入見　Vorurteil　9
　哲学的――　9
　身体的――　9, 31, 55, 102, 162
躁うつ病　manisch-depressive Erkran-kung　27, 32, 76, 101
操作主義　Operationalismus　118-120
躁病　Manie　74, 82
訴訟妄想，好訴妄想　Querulantenwahn　22, 62

体験の地下　Erlebnisuntergrund　44, 52
体験の背景　Erlebnishintergrund　44, 52
多幸症　Euphorie　82
体系的意味　systematischer Gehalt　119
対象意識　Gegenstandsbewusstsein　16
多次元性　Mehrdimensionalität　68
他者評価計測法　Fremdbeurteilungs-instrument　124
妥当性　Validität　124, 137
単一精神病　Einheitspsychose　24, 26
単一精神病モデル　einheitspsychotisches Modell　102
知覚　Wahrnehmung　16, 28
地下抑うつ　Untergrunddepression　52
チュービンゲン学派　Tübinger Schule　58, 67, 69, 88
チュービンゲン精神病理学　Tübinger Psychopathologie　67, 155, 156
DSM-5　136
転轍反応　Ausweichreaktion　61
統一科学　Einheitswissenschaft　118
統合失調症　Schizophrenie　32, 39, 47, 49, 55, 57, 58, 76, 83-85, 89, 93-94, 100-101, 110, 133, 154, 156
　系統性――　81, 84
　非系統性――　81, 83
取り決め，慣例　Konvention　42, 48, 132
トレマ　Trema　94, 98

内因 - 反応性気分変調症　endo-reaktive Dysthymie　57

内面投入　Introjektion　151
二元論　Dualismus　8
　　経験的──　38
認知症　Demenz　47

は

背景抑うつ　Hintergrunddepression　52
ハイデルベルク学派　Heidelberger Schule　35
ハイデルベルク精神病理学　Heidelberger Psychopathologie　58, 67, 69, 88, 155
PSE →現在症診察表
パーソナリティ　Persönlichkeit　23, 47, 65, 66, 80, 86
　　──意識　16
　　──解体　47
　　──障害　146
　　先鋭的──　86-87
　　精神病質──　42-43, 44, 55, 60, 156
発展　Entwicklung　23, 55, 60, 67, 89, 156
　　異常な心的──　87
　　生活──　41
　　パーソナリティの──　15, 23, 27, 89
　　パラノイア性──　87, 89
HAMD　125, 130
パラノイア　Paranoia　58-61, 66, 89
PANSS　128-131
反応　Reaktion
　　異常──　27
　　異常体験──　41, 44, 67
　　病的──　19
　　無力性──　62, 63
　　類パラノイア──　45, 54
反応運動　Reaktivbewegung　72
反応形態　Reaktionsform　62
反応とその発展　Reaktion und Entwicklung
　　発揚性──　62
　　敏感性──　62

ヒステリー　Hysterie　61
批判的合理主義　kritischer Rationalismus　120
病気　Krankheit　34, 42
病気に対する患者の態度　Stellungnahme des Kranken zur Krankheit　19, 72
表現心理学　Ausdruckspsychologie　13
病識　Krankheitseinsicht　20
病相　Phase　15, 23, 27
表出運動　Ausdrucksbewegung　72
標準化　Standardisierung　137, 157
標準化された症状評価　standardisierte Befunderhebung　137, 138, 160
表象　Vorstellung　16
表象面　repräsentativer Aspekt　105
病的過程　Prozess　15, 23, 27, 42, 55, 66, 67, 88, 89, 100, 156
病的過程型　Prozessform　93
敏感関係妄想　sensitiver Beziehungswahn　60, 64-65, 89
不安－恍惚性精神病　Angst-Glücks-Psychose　87, 90
不安精神病　Angstpsychose　74, 101
副症状　akzessorisches Symptom　130
ベルン精神病理学尺度　Berner Skala zur Psychopathologie　148, 157
変異　Variation　24, 27, 43
法則定立的な方法　nomothetischer Ansatz　160, 163
方法論的な整理　methodologische Ordnung　10
ボン大学基底症状評価尺度　BSABS　112-113, 116
プロトコル命題　Protokollsatz　118
本能　Instinkt　79
　　──感情　78

三つ組みの診断体系　triadisches System

39
メランコリー　Melancholie　82
妄想　Wahn, Wahnidee　8, 20, 22, 90, 144
妄想主題　Wahnthema　51
妄想知覚　Wahnwahrnehmung　22, 48, 54, 93, 96, 127
妄想様観念　wahnhafte Idee　21, 90

や

陽性症状　Positivsymptomatik　128
US/UK 研究　US/UK-Studie　122, 133
欲動　Trieb　16, 19, 51, 79
欲動感情　Triebgefühle　78

ら

力動　Dynamik　105
　　——の逸脱　105-106
　　——の拡張　106
　　——の縮小　106, 155
　　——の不安定　106
　　——のぶれ　105
　　——不全　106, 108, 115, 130
了解　Verstehen　30, 67, 87, 120
　　感情移入的——　18, 30
　　形而上的——　31
　　合理的——　19, 30
　　実存的——　30
　　精神的——　30
　　静的——　11, 16, 21, 48, 54
　　静的——と発生的——　89
　　発生的——　11, 15, 17, 21, 30, 48, 128
理論　Theorie　9, 18, 31, 163
類　Gattung　25
類型　Typ, Typus　26, 39, 43, 86, 90, 136
類循環性精神病　Zykloide Psychose　76, 80, 83, 91
連合心理学　Assoziationspsychologie　93, 160
連絡分離　Sejunktion　71, 72

論理経験主義　logischer Empirismus　117-120, 133, 135, 151, 157

■著者　マルクス・イェーガー（Markus Jäger）

1970 年，ミュンヘンにて出生。
ルードヴィヒ・マクシミリアン大学ミュンヘンを卒業し，1998 年に博士号を取得。
同大学助教を経て，2006 年から 2016 年までウルム大学（ギュンツベルグ）の精神医学第二講座の上級医。
2009 年，教授資格を取得。
2013 年から 2016 年まで統合失調症性精神病の精神病理学的経過類型の同定に関する研究計画のリーダー。
2014 年の夏学期，オルデンブルク大学で開催されたカール・ヤスパース講座の客員教授。
2017 年よりシュヴァーベン行政管区のケンプテン病院で診療部門の責任者。
操作的診断基準を用いた精神病理学的研究や経過調査研究を中心に多数の論文がある。

■訳者　木谷　知一（きだに　ともかず）

福井県にて出生。
1999 年，金沢大学医学部を卒業し，同大学神経精神医学教室に入局。
大学病院での研修等を経て，2003 年より石川県立高松病院に勤務。
現在，石川県立高松病院診療部長。
医学博士。日本精神神経学会専門医，指導医。

基礎としての精神病理学

ヤスパースから21世紀の新しい潮流まで

2019 年 2 月 21 日　初版第 1 刷発行

著　　者　マルクス・イェーガー
訳　　者　木谷知一
発行者　石澤雄司
発行所　㈱式会社 星 和 書 店
　　　　〒 168-0074　東京都杉並区上高井戸 1-2-5
　　　　電 話　03（3329）0031（営業部）／ 03（3329）0033（編集部）
　　　　FAX　03（5374）7186（営業部）／ 03（5374）7185（編集部）
　　　　http://www.seiwa-pb.co.jp
印刷・製本　中央精版印刷株式会社

Printed in Japan　　　　　　　　　　ISBN978-4-7911-1005-6

・本書に掲載する著作物の複製権・翻訳権・上映権・譲渡権・公衆送信権（送信可能化権を含む）は（株）星和書店が保有します。
・ JCOPY 〈（社）出版者著作権管理機構 委託出版物〉
　本書の無断複写は著作権法上での例外を除き禁じられています。複写される場合は，そのつど事前に（社）出版者著作権管理機構（電話 03-3513-6969,
　FAX 03-3513-6979, e-mail：info@jcopy.or.jp）の許諾を得てください。

現象学的人間学と妄想研究

関忠盛 著

A5判　320p　定価：本体5,680円＋税

クレペリンと臨床精神医学

パウル ホッフ 著

那須弘之 訳

A5判　344p　定価：本体5,800円＋税

うつ病論の現在

精緻な臨床をめざして

広瀬徹也，内海健 編

A5判　224p　定価：本体3,600円＋税

精神病理学とは何だろうか

〈増補改訂版〉

松本雅彦 著

四六判　376p　定価：本体3,800円＋税

発行：星和書店　http://www.seiwa-pb.co.jp

精神病理学の歴史
精神医学の大いなる流れ

エルヴェ・ボーシェーヌ 著
大原一幸, 高内茂 訳

A5判　332p　定価：本体4,500円＋税

発達障害の精神病理　I

鈴木國文, 内海健, 清水光恵 編著
菅原誠一, 松本卓也, 内藤美加,
本田秀夫, 杉山登志郎, 福本修 著

A5判　232p　定価：本体3,400円＋税

フィッシュ臨床精神病理学
精神医学における症状と徴候　第3版

パトリシア・ケージー, ブレンダン・ケリー 著
針間博彦, 中安信夫 監訳

A5判　260p　定価：本体3,800円＋税

カタトニア
臨床医のための診断・治療ガイド

Max Fink, Michael Alan Taylor 著
鈴木一正 訳

A5判　312p　定価：本体5,600円＋税

発行：星和書店　http://www.seiwa-pb.co.jp

月刊 精神科治療学

B5判　定価：本体 2,880円+税

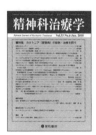

33巻6号
〈特集〉
カタトニア（緊張病）の診断・治療を問う

再び注目されているカタトニアの時代とともに変遷する概念と診断・治療を特集。統合失調症の一型？臨床単位？症候群？疑問が尽きないカタトニア。読み応え十分。

31巻6号
〈特集〉
これだけは知っておきたい精神病理

患者理解に不可欠な精神病理学のエッセンスを特集！最低限の知識を得たい場合や、この特集をきっかけにさらに深く学びたい場合に最適。

31巻7号
〈特集〉
こころの病理をさかのぼる
―精神医学における乳幼児期の意義―

本特集では乳幼児期の精神科的問題が生涯にわたってもたらす影響について、さまざまな視点から取り上げた。乳幼児精神医学を学び一般臨床をスキルアップするために必読の特集号。

発行：星和書店　http://www.seiwa-pb.co.jp